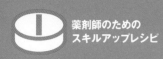

薬剤師のための
スキルアップレシピ

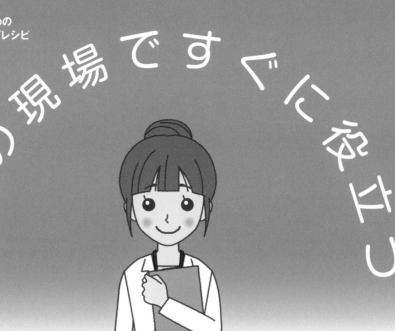

薬局の現場ですぐに役立つ

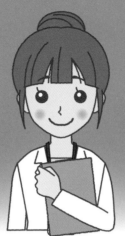

服薬指導のキホン

淺沼 晋 著

雑賀智也 監修

秀和システム

薬局薬剤師が最も輝く場所は

「服薬指導こそ薬局薬剤師が最も輝く場所である」

私はこの思いを胸に、日々患者さんと向き合っています。

自分の持っている薬学知識をフル活用し、患者さんの薬物治療がより良い方向に向かっていくようにサポートする。

服薬指導こそ、医療従事者としての薬局薬剤師が職能をいかんなく発揮できる場所ではないでしょうか。

そして、服薬指導には「薬の専門家としての薬学知識」はもちろんのこと、「コミュニケーション力」が必要不可欠です。

服薬指導を通して個々の患者さんの薬物治療の効果を最大限に引き出すためには、まず相手と向き合わなければなりません。

処方された薬についての正しい情報を伝えると共に、患者さんからの情報を得ることで患者さんが持っている背景を知り、薬物治療に対する疑問や不安などを共有します。そして、それらを解消することがアドヒアランス (患者さんの積極性) の向上につながります。

その第一歩として、患者さんからの情報をよりたくさん得るためには、患者さんと良好な関係を築くことが何よりも大切であり、良好な関係を築くために必要不可欠なスキルこそ「コミュニケーション力」にほかなりません。

本書は、薬局薬剤師における「服薬指導のコツ」を、コミュニケーションを軸に実例も交えてまとめました。

chapter 1と2では「服薬指導のポイント」と「コミュニケーションスキル」について、chapter 3以降は「調剤薬局で処方箋を取り扱うことの多い診療科」と「調剤薬局でしばしば出会うタイプの患者さんの実例」を中心に構成しています。

　そして、随所に「薬局薬剤師はこうあってほしい！」という私の思いを込めさせていただきました。

　そのため、調剤薬局で働き始めて間もない新人薬剤師の方や、ブランク明けで調剤薬局に復帰しようとされている方、薬学部の学生の皆さん向けの内容になっているかと思います。

　一方、現場でバリバリご活躍中の薬剤師の先生方には「あたりまえでしょ〜」という内容も多々あるかと思いますが、そこは「あるある〜」というぐらいの気持ちで読んでいただけると助かります（笑）。

　その上で、何か一つでも患者さんと接するときの参考になるようでしたら、嬉しい限りです。

　また、本書を手に取ってくださった一般の方（ほとんどいないと思いますが……）には、「薬局薬剤師がどのように患者さんと薬物治療に向き合っているのか」という薬剤師の仕事と、そこに込められた思いの一端を知っていただけましたら、ありがたい限りです。

　最後になりましたが、
　「いままでにない薬剤師の本を作りましょう！」
と声をかけてくださり、本書の企画・監修、ならびに私の執筆を全面的にフォローしてくださった雑賀智也さんと、この企画を快く受け入れてくださり執筆という貴重な機会をいただきました秀和システム編集部に心から感謝申し上げます。

2019年12月　　　　　　　　　　　　　　　　　淺沼　晋

「薬局の現場ですぐに役立つ」シリーズ発刊にあたって

　わが国では、他国に類を見ないスピードで少子・高齢化が進行しています。団塊の世代が後期高齢者となる2025年には、4人に1人が75歳以上という超高齢化社会を迎えます。医療・介護サービスの急激なニーズの高まりは、わが国の保険医療財政を圧迫し、医療従事者のリソース確保という点でも大きな課題を抱えています。厚生労働省は「医療と介護の一体的な改革」を打ち出し、様々な対策に乗り出していますが、それらの一つが**薬局と薬局薬剤師を活用しようという動き**です。

　本文中に述べましたが、「患者のための薬局ビジョン」（厚生労働省）では、薬中心の業務から、患者中心の業務へのシフトを薬局薬剤師に求めています。これが、昨今いわれる"**対物業務から対人業務へ**"というキーワードです。こうした背景には、わが国の医療・介護のドラスティックな変化に加えて、「薬局は医薬品の供給業務のみを偏重し、職能を十分に発揮できていない」「薬局薬剤師は社会の期待に応えられていない」という批判的な声があります。

　対人業務とは、処方監査、疑義照会、服薬指導、処方提案などの患者に関わる業務です。ただ、これらは「患者のための薬局ビジョン」の前にもずっと行われてきたことです。**なぜ対人業務が重要だと"改めて"明示されるのか**。日々の業務を熱心に行ってきた薬剤師にとって、疑問に感じるところかもしれません。薬学教育は、4年制から6年制へと変わり、OSCEが導入され、より臨床の比重を高めたカリキュラムとなったにもかかわらず、です。

　理由は様々あると思います。中でも、私は「**薬学教育が、臨床で活用できるように具体化できているか**」そして、対人業務を実践している薬剤師にとっては、「**対外的にそのことを発信できているか**」に課題があると考えています。2019年4月2日に通知された「薬生総発0402第1号」（いわゆる0402通知）によって、薬剤師ではない者の調剤業務が認められたことで、薬剤師がより対人業務に集中するための制度的な体制は整いつつあります。あとは、薬剤師が自分の職能をしっかりと発揮して、それを対外的に伝えていくことが重要だと感じるのです。

　そこで、薬局薬剤師が"現場で使える"知識を学べる本として、「薬局の現場ですぐに役立つ」シリーズを企画しました。淺沼先生とご一緒に第一弾「服薬指導」に取り組めたことは、この企画を実現する原動力となりました。今後も続刊を予定しており、現場で働く薬剤師の学習と、薬剤師の対外的な情報発信を応援したいと考えています。

監修　雑賀智也

薬局の現場ですぐに役立つ
服薬指導のキホン

contents

chapter
1 服薬指導のポイント

chapter
2 患者とのコミュニケーション

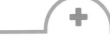

この本の登場人物

本書では、内容をより理解していただくために、様々なキャラクターが登場します。
薬局長（淺沼先生）と生徒役の新人薬剤師とのやりとりを通じて、
服薬指導のエッセンスを学べます。

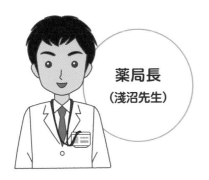

薬局長
（淺沼先生）

「何より患者さんのために」をモットーとする熱血漢。薬局長として、薬局を切り盛りするかたわらで、新人指導にも余念がありません。

新人
薬剤師

6年制の薬科大卒後1年目。仕事には少しずつ慣れてきましたが、患者さんへの対応で迷うことも多いようです。真面目だけれどウッカリ屋さんの一面も。

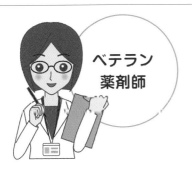

ベテラン
薬剤師

近隣の薬局に勤務する薬剤師。適切なアドバイスで助けてくれます。

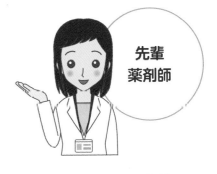

先輩
薬剤師

薬剤師歴5年。身近な先輩であり、新人薬剤師の指導役でもあります。

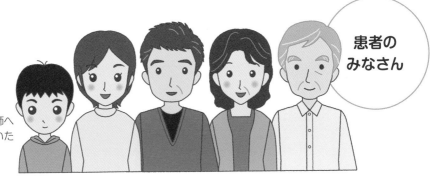

患者の
みなさん

患者さんから、薬剤師への気持ちを語っていただきます。

Introduction

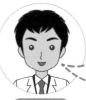
薬局長

はじめまして！ 花子さん。今回は、先生役として『服薬指導のキホン』全7章を説明していきます。よろしくお願いします！

淺沼先生、よろしくお願いします！

新人薬剤師

さっそくですが、これまで服薬指導はどのようにしていましたか？

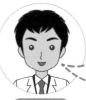
薬局長

はい！ 調剤したあとに、お薬をお出しするときに、まず「どうされましたか？」とお声がけをします。そして、薬剤情報提供文書（薬情）に書かれている内容を説明していますね。飲み方や副作用について説明することが多いです。

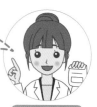
新人薬剤師

なるほど！ 最近、「薬剤師は対物業務から対人業務へ」と言われてます。薬剤師業務は、服薬指導のウエートが高まるということです。

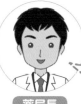
薬局長

服薬指導、難しくなりそうですね……。

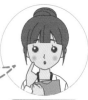
新人薬剤師

大丈夫！ 服薬指導で重要なポイントを一つずつ解説していくので安心してくださいね！

薬局長

よろしくお願いします！

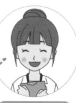
新人薬剤師

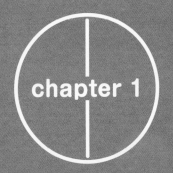

chapter 1

服薬指導のポイント

まずは服薬指導の基本的なスタイルを学びましょう。

服薬指導とは？

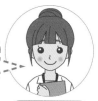

そもそも、服薬指導は何のためにするのでしょう？

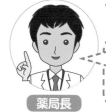

服薬指導は薬物治療の有効性と安全性を最大限にし、副作用のリスクを最小限にするために行います。

服薬指導の目的

薬剤師による服薬指導の目的は、「患者さんに有効で安全な薬物治療を提供すること」です。処方された薬の情報や用法・用量について説明するだけではなく、「服薬アドヒアランス＊の向上」を促し、さらには「副作用の早期発見」も目的とします。

また、服薬指導で得られた情報は、処方医にフィードバックされます。

アドヒアランス向上

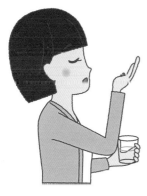

有効性と安全性の最大化

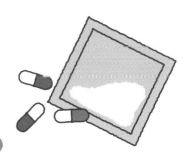

副作用の早期発見

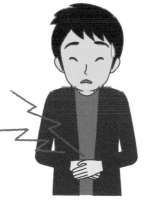
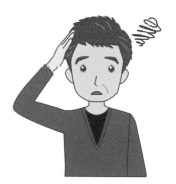

服薬指導の内容

具体的に服薬指導では何を伝えるのでしょうか。主な情報提供内容を以下に示します。

薬の効果や飲み方だけでなく、安全上の注意点として、副作用、中断時や過量投与の症状・対処法（例：インスリンの過量投与時の低血糖と対処法としてのブドウ糖摂取など）も説明します。

▼主な服薬指導の内容

①薬剤名（医薬品名）
②服薬の意義（効能・効果など）
③用法・用量の説明
④服薬中断による障害や過量服用時の処置（飲み忘れ時の対応など）
⑤副作用（よく起こる副作用および重篤な副作用の初期症状について）
⑥医師や薬剤師に報告すべき事項（併用薬剤やいつもと違う症状など）
⑦保管・管理上の注意（保存方法や使用期限など）
⑧日常生活の指導
⑨尿や便の色調などの変化
⑩飲み合わせ（薬と薬、薬と食事など）

出典：『新ビジュアル薬剤師実務シリーズ 上 薬剤師業務の基本［知識・態度］第3版 薬局管理から服薬指導、リスクマネジメント、薬学的管理、OTC医薬品、病棟業務まで』上村直樹、平井みどり編（羊土社／2017年）

服薬指導は薬剤師の責務

服薬指導は、薬剤師法にも定められている薬剤師の責務です。以下の条文では「**必要な情報提供、及び必要な薬学的知見に基づく指導**」と記載されています。これこそ、服薬指導にあたるものです。

薬剤師は、調剤した薬剤の適正な使用のため、販売又は授与の目的で調剤したときは、患者又は現にその看護に当たっている者に対し、**必要な情報を提供し、及び必要な薬学的知見に基づく指導**を行わなければならない。

(薬剤師法第25条の2)

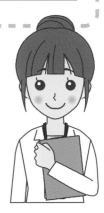

服薬指導は法律で定められた薬剤師の責務なのですね。

新人薬剤師

＊アドヒアランス 患者が積極的に治療方針の決定に参加し、その決定に従って治療を受けること。

服薬指導の流れ

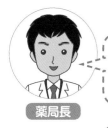

薬局長

ここから、調剤し、投薬するまでの一連の流れの中で、服薬指導について概観してみましょう！

下記のようにチャートにするとわかりやすいですね！

新人薬剤師

服薬指導を含む一連の流れ

服薬指導を含む、主な流れを下図に示します。まず、処方箋を受け付け、調剤をします（①）。服薬指導の前には、患者さんの基本情報（年齢や体重、基礎疾患、服薬履歴など）を薬歴簿やお薬手帳、初来局の患者さんでは質問票で確認します（②）。基本情報を確認し、処方薬に疑義等がなければ挨拶をして服薬指導を始めます（③）。病院での診断名や主訴などを確認し（④）、処方薬の説明を行います（⑤）。その後、必要に応じて患者さんとコミュニケーションをとり、質問票や薬歴簿では得られなかった情報を収集することで、患者さん個々に合わせた情報提供を行います（⑥）。

```
① 処方箋の受付～調剤
        ↓
② 基本情報の確認（☞p.15参照）
        ↓
③ 挨拶をして服薬指導スタート（☞p.18参照）
        ↓
④ 診断名や主訴の確認（☞p.18参照）
        ↓
⑤ 処方薬の説明（☞p.19参照）
        ↓
⑥ 説明後のコミュニケーション（☞p.19参照）
```

＊フローは一例、前後する場合がある。

基本情報の確認

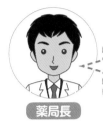

薬局長

患者さんから得られる情報は、服薬指導の重要な要素です。何を確認すべきなのか、おさらいしてみましょう!

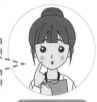

新人薬剤師

なぜその情報が必要なのか、意図を理解すれば、情報収集の目線が違ってきますね!

基本情報の確認:「初来局の患者さん」の場合

処方箋には診断名や患者さんの主訴などの背景は明記されていません。そのため、患者さんから得られる情報は、服薬指導においてとても重要です。

初来局の患者さんについては、初回の質問票で主に以下の内容を確認します。また、お薬手帳をお持ちの場合は併用薬を確認します。併用薬は、薬の相互作用や別の病気の罹患に関する重要な情報です。毎回必ず確認すべき項目です。

アレルギーや副作用歴の有無、女性患者さんでは妊娠・授乳の有無を確認します。また、小児患者さんの体重は、処方薬の量が適切かどうかを確認するために、必要不可欠な情報です。

▼初回質問票の主な項目

①氏名、生年月日、住所、電話番号
②既往歴(現在治療中の病気や過去にかかったことのある病気について)
③現在通院している病院・医院
④併用薬(一般用医薬品も確認する)
⑤患者の体質(かぶれやすい、便秘しやすい、下痢しやすい 等)
⑥アレルギーの有無(卵、牛乳、花粉、ハウスダスト、ダニ、金属 等)
⑦副作用(過去に薬で副作用が出たことがあるか、ある場合はその薬剤名)
⑧嗜好品(酒、タバコ 等)
⑨妊娠中・授乳中の確認(女性患者)
⑩体重(小児患者)

基本情報の確認：「再来局の患者さん」の場合

再来局の患者さんについては薬歴簿を確認します。前回来局時から期間が空いている場合など、必要に応じて初回質問票の内容を改めて確認します。特に、女性患者さんでは妊娠・授乳の状況、小児患者さんでは体重が、前回来局時と変わっている可能性があります。下の図に薬歴簿の例と確認のポイントを示します。

体重（小児の場合）、妊娠・授乳に関する情報は古くなっていないか注意する

副作用・アレルギー歴・既往歴を確認する

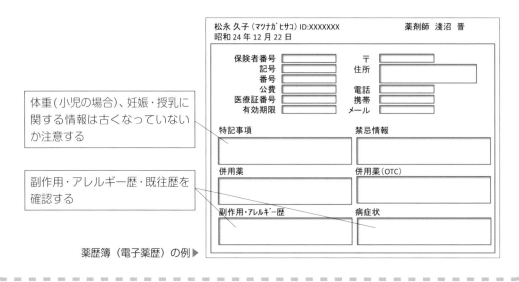

薬歴簿（電子薬歴）の例 ▶

お薬手帳

お薬手帳では、併用薬だけでなく、アレルギー歴、副作用歴・既往歴が確認できます。再来局の患者さんであっても、他の医療機関にかかっていることがあるため、お薬手帳の記載内容（処方内容と日付）を確認し、今回の処方と併用になるのかを確認します。

▼お薬手帳の例

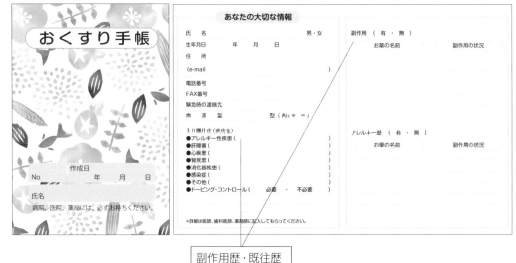

副作用歴・既往歴

年　月　日	おくすりの名前、飲み方、注意すること、医療機関名、薬局名

令和01年　月　日　　　　　　　　　　様

アスペリンシロップ　0.5%　　　　　　1回 3.5ml
　1日2回食事に関係なく　5日分
　頭を鎮め、痰を切る薬です
ムコダインシロップ　5%　　　　　　　1回4.2ml
　1日2回食事に関係なく　5日分
　膿みを出しやすくする薬
　痰を出しやすくする薬
ムコソルバン内用液0.75%　　　　　　1回 1.05ml
　1日2回食事に関係なく　5日分
　痰を出しやすくする薬
　気道での分泌液を増加させる作用などにより、痰のすべりを
　良くし、痰を出しやすくします。
ホクナリンテープ　1mg　　　　　　　5枚
　1日1回入浴後、咳ある時に貼付
　気管支を拡げる薬
　呼吸を楽にする薬

処方医
　　　　　TEL
薬局名　　　　　薬局 TEL
所在地
薬剤師名

令和01年　月　日　　　　　　　　　　様

　　　　　　　　　　　　　　　　1回 3.5ml
アスペリンシロップ　0.5%
　1日2回食事に関係なく　5日分
　頭を鎮め、痰を切る薬です
ムコダインシロップ　5%　　　　　　　1回4.2ml
　1日2回食事に関係なく　5日分
　膿みを出しやすくする薬
　痰を出しやすくする薬
ムコソルバン内用液 0.75%　　　　　1回 1.05ml
　1日2回食事に関係なく　5日分
　痰を出しやすくします。
　気道での分泌液を増加させる作用などにより、痰のすべりを
　良くし、痰を出しやすくします。

処方医
　　　　　TEL
薬局名　　　　　薬局 TEL
所在地
薬剤師名

処方内容：日付から現在治療中で併用投与となるのか判断する

基本情報の確認ポイント

　患者さんから基本情報が得られたら、服薬指導前に処方箋の内容とも照らして以下の事項を確認します。

●副作用歴・薬物アレルギーに問題はないか
　過去に、処方薬剤で副作用や薬物アレルギーを起こしたことはないか。

●用量・用法は適切か
　妊婦・授乳婦の場合、処方は適切か。また、高齢者では、一般的に代謝機能が落ちているため、添付文書の高齢者の項を参照し、用量が適切かの判断が必要である。小児の場合は、体重から処方用量が適切かを確認する必要がある。

●併用薬剤に問題はないか
　同一・類似成分を含む薬の重複はないか。相互作用（飲み合わせ）は問題ないか（併用禁忌）。

●（再来局患者さんでは）残薬の可能性はないか
　薬歴簿から、残薬の可能性が疑われる場合には、服薬指導時に確認する。

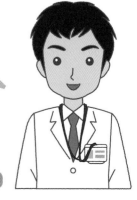

確認するポイントは多いですが、どれも服薬指導にとって重要なものばかり。限られた時間の中での服薬指導なので、効率のよい情報収集が必要です。いまある情報を整理すれば、何が足りないかを導くことができます。

薬局長

具体的な服薬指導

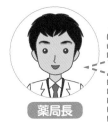
薬局長

では、服薬指導の具体的なやり方を説明しますね。ふだん、やっていることも含まれていると思いますが、確認の意味も込めて。大切なのは、薬剤師の一方的な説明にならないこと。患者さんに応じた服薬指導を心がけましょう。

はい！

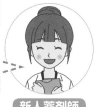
新人薬剤師

✚ 挨拶して服薬指導スタート

基本情報や服薬履歴より、今回の処方に疑義がなければ服薬指導スタートです。まずしっかりと挨拶をしましょう。お待たせしてしまった場合には「大変お待たせしました」と一言付け加えるのも大切です。

よろしくお願いします。

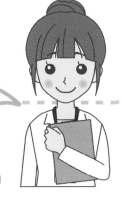
新人薬剤師

✚ 診断名や主訴の確認

処方箋には、病院での診断名は明記されません。病院での診断や受診に至った主訴を確認することは、服薬指導において非常に重要です。ここで、患者さんから得られた情報と処方内容に矛盾がないかを改めて確認しましょう。

しかし、患者さんによっては「話したくない」という方もいます。そのような方にも、薬剤の適正使用のためには必要な情報であることを説明し、理解していただきます。

▼使えるフレーズ

「今日はどうされましたか？」（開いた質問）
「今日は塗り薬が出ていますね。湿疹でしょうか。いつごろからですか？」（閉じた質問・開いた質問）
「いつものお薬ですね。お変わりはありませんか？」（閉じた質問）

処方薬の説明

続いて、処方薬に関する以下の説明をします。

● 薬剤の名称

処方された薬剤の名称を説明します。ジェネリック医薬品をお渡しする場合は、その説明も行います。いまでは一般名処方も多くなってきました。処方箋の記載と調剤された薬の名称が異なるため、その説明も加えるようにしましょう。

● 効能・効果

処方された薬剤の効能・効果を説明します。患者さんに効能・効果を知っていただくことで、服用する理由を正しく理解してもらいます。

● 用法・用量

用法・用量を正しく伝えます。具体的には剤型に応じた使用方法、使用時点、使用回数などです。「週一回服用」や「漸減服用」など、特殊な場合もあるため、患者さんに誤解なく伝わるように丁寧な説明を心がけます。

● 副作用

よく起こる副作用と重篤な副作用の初期症状について伝えます。併せて、日常生活で注意することや副作用発現時の対処法も伝えます。

● 保管・管理の方法

冷所保存など、薬剤の保管方法や使用期限などについて説明します。

● 相互作用

併用薬がある場合や食品との併用で気を付ける必要がある薬剤が処方されている場合は、併用薬や飲食物の飲み合わせについて説明します。

説明後のコミュニケーション

処方薬について説明したら、必要に応じて患者さんとコミュニケーションをとります。初回質問票や薬歴簿では得られなかった情報を集めることで、薬物治療に必要な情報を提供できるようにします。

説明の最後に、患者さんからの質問がないか、薬剤師からの伝え忘れがないかを確認します。

ここでのコミュニケーションが、今後、患者さんと良好な関係を築くためのきっかけになることもあります。薬のこと以外でもいいので、患者さんに話しかけてみるのもよいでしょう。

服薬指導時に注意したいこと

　薬局には、様々な患者さんが来られます。服薬指導の際には、患者さんに応じたコミュニケーションを心がけることが大切です。

●まず、患者さんの話を聞きましょう

　薬剤師から一方通行で話をするのではなく、まず、患者さんの話に耳を傾けましょう。これを**傾聴**といいます（☞ p. 32参照）。

　患者さんとの対話の中で、基本情報を確認したり、薬の説明を行うことが重要です。

●伝える情報の量は適切かを考慮しましょう

　情報が多すぎると、患者さんにとって理解しづらかったり、本当に必要な情報が伝わらなかったりします。

　治療上の優先順位の高い情報を選択して伝えることが重要です。

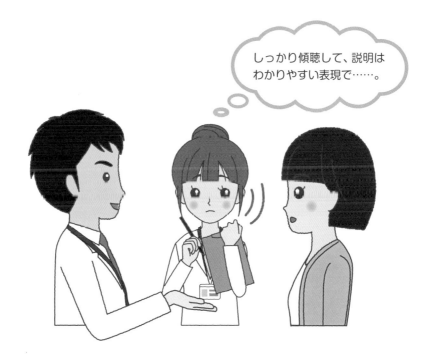

しっかり傾聴して、説明はわかりやすい表現で……。

● **わかりやすく伝えましょう**

専門用語などの難しい言葉を避け、できるだけ平易な表現で伝えることを意識しましょう。

また、高齢者では、認知機能の低下だけでなく、耳が不自由だったりします。声の大きさや話すスピードも意識しましょう。

▼専門用語を平易な言葉に言い換える例

専門用語	わかりやすい言葉の例	専門用語	わかりやすい言葉の例
服用	薬を飲む	点鼻薬	鼻の中に使う薬。鼻にさす液体の薬
薬歴	いままで飲んだ薬に関する記録	遮光	光を遮る
用量	1回分の薬の量。1回分もしくは1日分の薬の量	作用機序	薬が効果を出す仕組み
薬効	薬の効果	相互作用	複数の薬により効果の強弱が出ること
内服、内用	口から飲む薬	血中濃度	血液の中の薬の量
食間	食事と食事間（食後2時間後）	疑義照会	疑問点を医師に確認すること
外用	皮膚や眼などに使用する	頓服	症状が現れたときだけ飲む
一般名処方	成分名での処方	薬袋	薬を入れる袋
後発医薬品	同じ成分であとから発売された薬	添付文書	薬の説明書
OTC（薬）	処方箋なしに薬局や薬店で購入できる市販の薬（一般用医薬品ともいう）	抗体	病原体に抵抗力を持つ物質
サプリメント	栄養補助食品、いわゆる健康食品など	発疹	皮膚に湿疹や斑点が出ること
お薬手帳	飲んでいる薬の情報を記録した手帳	既往歴	過去にかかった病気
		清拭	体を拭く
併用禁忌の薬	一緒に飲んではいけない薬	疼痛	痛み
剤形	錠剤、カプセル、粉薬などの薬の形	嘔吐	吐く・もどす
処方医	処方した医師	悪寒	さむけ
一包化	複数の薬を1回分（飲む時点ごと）ずつ1袋にすること		

出典：『新ビジュアル薬剤師実務シリーズ 上 薬剤師業務の基本［知識・態度］第3版 薬局管理から服薬指導、リスクマネジメント、薬学的管理、OTC医薬品、病棟業務まで』上村直樹、平井みどり編（羊土社／2017年）

服薬指導の考え方

　服薬指導は「指導」という言葉から、どうしても「薬剤師から患者さんへの薬の説明」や「正しい薬の飲み方の指導」というイメージで捉えられがちです。もちろん、正しい薬の情報や飲み方を伝えることは薬剤師として大切な責務の一つです。しかし、薬剤師は患者さんが抱えている疾患の治療に対して、薬物治療の専門家であり医療人として患者さんと共に向き合っていくことが求められています。

　そのためには、薬の専門家としての知識に加え、患者さんと円滑なコミュニケーションをとるスキルが必要不可欠です。患者さんと良好な関係を築くことにより、服薬アドヒアランスの向上や副作用の早期発見、薬物治療以外の生活指導なども円滑に行えるようになります。

　診療報酬の面でも、患者さんの薬物治療に寄り添うことは、「かかりつけ薬剤師」や「地域支援体制加算＊」というかたちで評価の対象になっています。今後、保険調剤薬局や個々の薬剤師には、さらに患者さんに寄り添った服薬指導が求められるでしょう。「薬剤師は対物業務から対人業務へ」といわれているいま、薬剤師の職能を最も発揮できる場こそ服薬指導なのです。

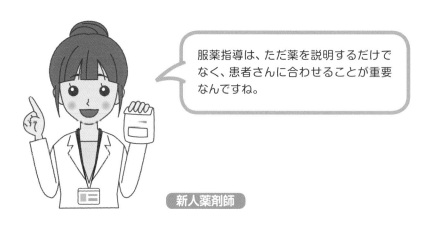

服薬指導は、ただ薬を説明するだけでなく、患者さんに合わせることが重要なんですね。

新人薬剤師

＊**地域支援体制加算**　地域包括ケアの中でも地域医療に貢献する薬局を評価する調剤報酬のこと。

ケース1：初来局の患者さん

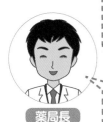

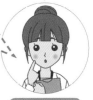

服薬指導には、やるべきことがたくさんありますね。少しわかってきた気がします。でも実際に服薬指導をするとなると、少し不安に感じます……。

新人薬剤師

薬局長

"習うより慣れろ"ですね！
初来局の患者さんの服薬指導の実例を見てみましょう。

➕ 初来局の患者さん

患者さん

前田 慶子（58歳、女性）

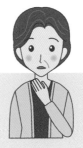

Rp.			
フスコデ配合錠	6錠		
ムコダイン錠500mg	3錠		
コタロー麻黄附子細辛湯	6C	1日3回　毎食後　4日分	

背景

　初来局の患者さんです。かぜ気味で咳が出るとのことで内科を受診後に処方箋を持って来局された。初来局のため初回質問票にご記入いただいたところ、既往歴の記載がなく、併用薬の欄に「目薬」とだけ記載されていた。他院を受診しているようだが、お薬手帳をお持ちではないため、併用薬やほかに受診している医療機関の名称はわからない。

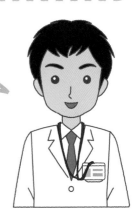

足りない情報や、必要な情報を見極めて、いかに情報収集するかが重要です。患者さんが受診している眼科とその連絡先がわかれば、直接問い合わせるのもよいでしょう。

薬局長

＊登場人物はすべて仮名。

服薬指導の中で情報を集める

初来局の患者さんでは、初回質問票、お薬手帳で基本的な情報を収集することになります。しかし、今回のケースでは、初回質問票からは既往歴や併用薬を確認することができません。

このような場合は、患者さんから具体的な情報を聞き取る必要があります。

質問票の記載によれば患者さんは目薬を使用中とのこと。今回、フスコデ配合錠が処方されていることから、患者さんの併存疾患がフスコデ配合錠の禁忌である閉塞隅角緑内障ではないことを確認する必要があります。

▼フスコデ配合錠の禁忌（添付文書より抜粋）

> **■禁忌**（次の患者には投与しないこと）
> (1)重篤な呼吸抑制のある患者〔呼吸抑制を増強するおそれがある.〕
> (2)12歳未満の小児〔「小児等への投与」の項参照〕
> (3)アヘンアルカロイドに対し過敏症の既往歴のある患者
> (4)閉塞隅角緑内障の患者〔抗コリン作用により眼圧が上昇し,症状を悪化させることがある.〕
> (5)前立腺肥大等下部尿路に閉塞性疾患のある患者〔症状を悪化させるおそれがある.〕
> (6)カテコールアミン製剤（アドレナリン, イソプロテレノール等）を投与中の患者〔「相互作用」の項参照〕

本人に、併用の目薬について詳しく確認したところ、「眼圧が高いといわれて、眼圧を下げる目薬を使用している」とのことでした。

フスコデ配合錠の成分の一つであるクロルフェニラミンマレイン酸塩には、抗コリン作用があるため、閉塞隅角緑内障には禁忌です。

一方、緑内障には下のコラムで示す種類があり、開放隅角緑内障に対しては慎重投与とされています（禁忌ではない）。眼科医師に問い合わせると、投与可と判断される場合があります。しかし、患者さんは閉塞型緑内障と開放型緑内障のどちらであるかをご存知ないようでした。

緑内障の分類

Pharmacist Note

緑内障は眼圧が上がりすぎることで視神経を傷つけてしまう疾患です。ほかに原因があって眼圧が上がる「続発緑内障」と、明確な原因が認められない「原発緑内障」があります。原発緑内障は、房水の出口である隅角が狭い「閉塞隅角緑内障」と、隅角が広い「開放隅角緑内障」があります。

ベテラン薬剤師

```
緑内障 ─┬─ 続発緑内障
        └─ 原発緑内障 ─┬─ 開放隅角緑内障
                       └─ 閉塞隅角緑内障
```

患者さんから得た情報の活用

　閉塞隅角緑内障である可能性を考慮し、処方医に疑義照会したところ、「フスコデ配合錠⇒レスプレン錠30mg（3錠、1日3回、毎食後、4日分）」に処方変更になりました。

　レスプレン錠はエプラジノン塩酸塩を有効成分とし、中枢性・非麻薬性の鎮咳作用を有する薬剤です。

　患者さんには、今後のためにも「次回眼科を受診する際にこちらのメモを参考にして、先生に服用してはダメな薬などないか確認してみてください」とお伝えしました。

　そして、抗コリン薬の服用可否について確認するためのメモをお渡ししました。

> ・「開放隅角緑内障」と「閉塞隅角緑内障」のどちらですか？
> ・抗ヒスタミン薬などの抗コリン作用のある薬を服用しても問題ありませんか？
>
> 　　　　　　　　　　　〇〇薬局

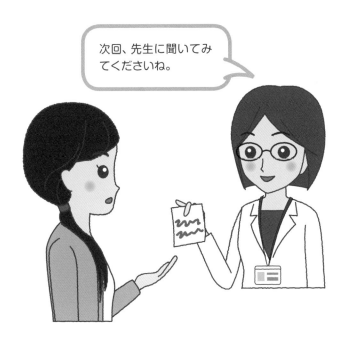

野生のカンを磨く

　薬剤師は、処方箋入力、調剤、監査、投薬など、患者さんに薬が渡る前のすべての段階でミスや見落としが起きないよう、常に注意を払う必要があります。しかし、人間が行う以上どんなに注意をしていてもミスや見落としをゼロにすることはできません。

　そのため、自分や自分以外の人によるミスや見落としに気付くことができる、「薬剤師としての野生のカン」を磨く必要があります。

ピッキング時に　「この薬はこんな錠数で飲むんだっけ!?」

散剤をまくときに「あれ？　この粉薬、いつもより量多くないか!?」

シロップ監査時に「このシロップMIXの組み合わせはこんな色じゃない！」

　このように、ふだんと違うと感じ取ることがとても重要です。鑑査した薬剤師と投薬する薬剤師が違う場合などは、患者さんに薬が渡る直前の投薬時に「違和感」を感じて、ミスや見落としに気付くことがあります。

　この「違和感」こそ、「薬剤師としての野生のカン」です。野生のカンは、ただ長く働いていれば身につくというものではありません。長い期間をかけて一つひとつの業務に対し、真剣に向き合い、ミスを犯したときには自分の経験値として昇華させることで身につくものです。

　いまや、ほとんどの薬局で調剤監査システムなどを導入していることでしょう。そして、これからどんどん調剤・監査の自動化、薬局全休のICT化が進んでいくことで、ヒューマンエラーを極限まで減らすことができるかもしれません。AIが薬剤師に代わり、調剤や監査をする時代が来ることも現実味を帯びてきています。

　しかし、先端テクノロジーを扱うのが人である以上、患者さんに渡る薬に対して最終的な責任を負うのは薬剤師であることに変わりはありません。「文明の利器」と「野生のカン」を融合させることで、患者さんがより安心して薬物治療を受けられる環境を提供することができるはずです。

chapter 2

患者との
コミュニケーション

服薬指導の成功の鍵は、患者さんとのコミュニケーション力です。
しかし、残念ながら、これまでの薬学教育ではコミュニケーションには重きを
置かれていませんでした。ここでは、薬局で使える実践的な
コミュニケーションテクニックを紹介します。

なぜコミュニケーションが重要か

患者さんからの情報を聞き取ることが重要だということはわかりました。でも、急いでいたりして、聞きづらいときもありますよね……。

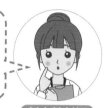

新人薬剤師

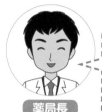

薬局長

そういうときもありますね。もしかしたら、その問題はコミュニケーションという視点で解決できるかもしれません。ここで、患者さんとのコミュニケーションの重要性について考えてみましょう！

➕ 薬剤師は対物業務から対人業務へ

　近年、薬局業界では「**薬剤師は対物業務から対人業務へ**」がトレンドワードのようになっています。

　この言葉は、2015（平成27）年10月に厚生労働省により策定された「患者のための薬局ビジョン」で登場しました。

　ここでは、患者に選ばれる薬剤師・薬局になるためにはコミュニケーション力の向上を通じて、従来の対物中心の業務から、対人業務へのシフトを図ることが求められています。

▼対物業務から対人業務へ

患者中心の業務		患者中心の業務
薬中心の業務 ・処方箋受取・保管 ・調製（秤量、混合、分割） ・薬袋の作成 ・報酬算定 ・薬剤監査・交付 ・在庫管理	・医薬関係団体・学会等で、専門性を向上するための研修の機会の提供 ・医療機関と薬局との間で、患者の同意のもと、検査値や疾患名等の患者情報を共有 ・医薬品の安全性情報等の最新情報の収集	・処方内容チェック（重複投薬、飲み合わせ） ・医師への疑義照会 ・丁寧な服薬指導 ・在宅訪問での薬学管理 ・副作用・服薬状況のフィードバック ・処方提案 ・残薬解消
	専門性＋コミュニケーション能力の向上	**薬中心の業務**

＊厚生労働省「患者のための薬局ビジョン」

●対物業務から対人業務へ
・患者に選択してもらえる薬剤師・薬局となるため、専門性やコミュニケーション力の向上を通じ、薬剤の調製などの対物中心の業務から、患者・住民との関わりの度合いの高い対人業務へとシフトを図る。

対人業務における服薬指導

図中の「患者中心の業務」とは、処方内容のチェックだけでなく、医師への疑義照会、そして丁寧な服薬指導などを含む、患者を中心とした業務です。もちろん、これまでにも行ってきたことです。

しかし、これまで以上に対人業務を増やして、**「患者さんを中心とした、より有効で安全な薬物治療の担い手」**になることが、薬剤師には求めら

れています。

そのためにどうすればよいのでしょうか。具体的にはこれより紹介していきますが、服薬指導においてこれまで以上に患者さんに寄り添い、薬物治療をサポートしていく必要がある、ということです。

服薬指導にはコミュニケーション力が重要

服薬指導で重要なのがコミュニケーション力です。下の図に示すように、患者とのコミュニケーションで服薬指導がプラスに働くポイントはたくさんあります。

図に示したのは一例ですが、そもそもコミュニケーション力はどの業界でも必要とされるスキルです。

薬剤師にとって服薬指導は対人業務の代表格ともいえます。コミュニケーション力が重要なのは明白です。

▼服薬指導でコミュニケーションがプラスに働くポイントの例

患者中心の業務	
・処方内容チェック （重複投薬、飲み合わせ）	他医療機関への受診状況や併用薬の情報が得られる
・医師への疑義照会	
・丁寧な服薬指導	患者さんに"伝わる"服薬指導が行える
・在宅訪問での薬学管理	
・副作用・服薬状況のフィードバック	患者さんから副作用や服薬状況を聞き、処方医師にフィードバックすることで情報を共有できる
・処方提案	
・残薬解消	アドヒアランス向上で、薬物治療の最適化のみならず、残薬解消にも寄与できる

コミュニケーションのポイント

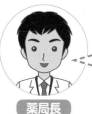

薬局長

花子さん、コミュニケーション力を向上させるにはどうすればよいかわかりますか？

う～ん……。とにかく患者さんと話をしまくる……!?

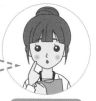

新人薬剤師

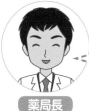

薬局長

そうですね（笑）。間違っていないと思います。ですが、いくつか近道というか、テクニックがあるのです。

ラポールの形成

患者さんとの良好な関係、すなわち"**ラポール**"を形成することが重要です。ラポールとはフランス語で「架け橋」を意味し、心理学では「人と人との間がなごやかな心の通い合った状態であること」をいいます。ラポールを形成することで、相手と緊張感なく気軽に話をすることができ、本音の部分まで話すことができるようになります。

患者さんと薬剤師との間では、ラポールが形成されることで、以下に示すように、服薬指導に必要な服薬状況や体調変化などの情報を詳しく聞けたり、薬剤師からの説明やアドバイスを肯定的に受け止め、積極的に聞き入れてもらえたりすることが期待できます。

- この薬剤師さんは私の気持ちを理解してくれる。
- この薬剤師さんになら言いにくいことも話せるかも。
- この薬剤師さんが言うならしっかり薬を飲まなくちゃ！
- 何かあったらこの薬剤師さんに相談しよう！

とはいえ、ラポールの形成は一朝一夕ではできません。十分な時間をかけ、丁寧なコミュニケーションを続けることで、ラポールを形成できるのです。

そこで、ラポール形成に役立つコツを次ページから紹介します。

ミラーリング、オウム返し

相手の話を熱心に聴いているということを相手に示すテクニックとして「ミラーリング」「オウム返し」があります。

●ミラーリング

相手の仕草や表情などに対して鏡のように自分の動作を合わせていくことを**ミラーリング**といいます。ミラーリングを行うことによって、相手は「自分と同じ仕草や表情をする人は仲間である」と好意を抱いてくれるようになります。ミラーリングをする際には、相手よりも少しだけ遅らせることがポイントです。

●オウム返し

オウム返しとは、相手の言葉を復唱しながら会話を進めていくテクニックで、相手の言葉をそのまま同じ言葉で返すことがポイントです。同じ言葉を使うことで、相手は「自分の話をしっかり聞いてもらえた」と感じることができます。

「コミュニケーションが苦手だ」と感じているなら無理にうまく話そうとせず、オウム返しを意識することで、スムーズに会話を進めることができるでしょう。

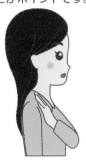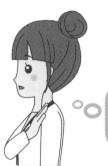

少し遅らせるのがポイントですね。

声の大きさ、声色、間（ま）

「声」は、コミュニケーションにプラスにもマイナスにも働く非常に重要な要素の一つです。以下の3点を意識するだけで、相手の受け取り方が大きく変わってきます。

●声の大きさ

声の大きさは常に一定ではなく、その状況に合った大きさを選択する必要があります。例えば、あまり人に知られたくないデリケートな疾患では、声の大きさを落として服薬指導するなど、周囲に聞こえないよう配慮する必要があります。

もし、このようなデリケートな疾患でいつもと同じ声の大きさで話してしまうと、患者さんは「プライバシーを侵害された」と感じ、クレームに発展することもあります。

●声色

声色は単調ではいけません。副作用についての説明や患者さんからの深刻な相談のときは落ち着いた声色で、症状が良くなったことなど患者さんにとって喜ばしい話には明るい声色で話します。

患者さんの感情に合った声色で会話をすることで同じ感情を共有することができ、患者さんにもその共感が伝わりやすくなります。

● 間（ま）

　会話の中での「間」を大切にすることで、より一層コミュニケーションを深めていくことができます。

　薬剤師の説明に対してその内容を理解するための「間」や、質問に対しての考えを整理して答えてくれるまでの「間」を大切にすることで、患者さんが感じたことや本当に思っていることを話してくれやすい環境が生まれます。

　また薬剤師も、患者さんからの話や質問に対して焦って返答するのではなく、適切な「間」をおいて返答することも大切です。

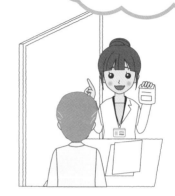

プライバシーが確保されている場所で服薬指導をする。

傾聴

　「相手の考えや立場に立って話を聴くこと」を傾聴といいます。コミュニケーションの基本は傾聴です。

　しかし、話を聴くときは、誰しも自分のフィルター（価値観や体験）を通して理解してしまいがちです。つまり、話し手である相手が「実際に抱いている感情」と聞き手である自分が「理解したと思っている相手の感情」との間にズレが生じます。これがディスコミュニケーションです。ズレが生じたまま会話を進めたのでは信頼関係を築くことはできません。

　傾聴のポイントは、「この患者さんは、なぜそのような質問をしたのだろう？」と一呼吸おいて相手の意図を想像してみることです。コミュニケーション力向上のためには、これを日ごろから**意識的に行う**ことが重要です。

　そうすることで、患者さんの言葉の背後の不安や疑問に気付けるかもしれません。話し手の考えや感情を理解するように努めながら、相手の話を聴くことが大切です。

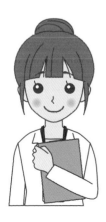

しっかりと話を聞くこと。傾聴はコミュニケーションの基本ですね。

新人薬剤師

共感

　「相手の感情に寄り添うことで相手の抱いている感情を自分の感情としてとらえること」を共感といいます。そして、共感を通じて信頼関係を築くためには、ただ共感するだけではだめで、共感したことを**相手に伝える**必要があるのです。

　相手に伝える方法には、「言葉で伝えるコミュニケーション」と言葉以外の「仕草や表情などで伝えるコミュニケーション」があります。言葉で伝えるコミュニケーションは**言語コミュニケーション（バーバル・コミュニケーション）**、言葉以外で伝えるコミュニケーションは**非言語コミュニケーション（ノンバーバル・コミュニケーション）**ともいわれます。

　以下に例を示します。

●言葉で伝えるコミュニケーション

　「それはお辛いですね……」「怪我が治ってよかったですね！」など、感情のこもった言葉で伝えます。

　このときにしっかりと共感ができていれば、自然と状況に合った声色や声の大きさで言葉が出てくるはずです。このことで共感を相手に伝えることができます。

●言葉以外のコミュニケーション

　先に説明したミラーリング（☞ p.31 参照）や傾聴（☞ p.32 参照）が挙げられます。そのほか、表情や仕草、相手が受け取る印象に影響する身だしなみ（☞ p.36 参照）などがあります。

　「相手が悲しそうな表情のときには自分も悲しい表情に」「笑顔のときには笑顔に」「その場に合った服装や身だしなみをする」というように、言葉以外で感情を伝えたり、相手や周囲との協調を図ることは日常でも頻繁に行われていると思います。

　共感という技術には様々なコミュニケーションテクニックが関係します。ラポールの形成にはなくてはならない非常に重要なスキルです。日々の薬局業務の中で意識的に行うことで、コミュニケーション力の向上を目指してほしいと思います。

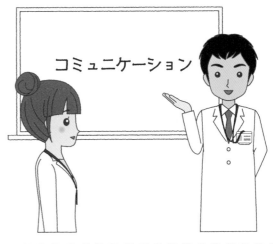

質問スキル

質問のしかたには、主に「**開いた質問（オープン・クエスチョン）**」と「**閉じた質問（クローズド・クエスチョン）**」の二つがあります。

これらをシチュエーションに応じて使い分けることで、服薬指導に必要な情報を上手く得ることができるでしょう。その後に会話を広げることで、その先のさらなるコミュニケーションにもつなげることが可能です。

● **開いた質問**

開いた質問とは、「今日はどうされましたか？」のように、患者さん自身の言葉で回答してもらう質問方法です。

○**メリット**

患者さんに自分自身の言葉で話してもらうことにより、多くの情報を聞き出すことができる。
「話したい」「伝えたい」という思いを持つ患者さんでは満足感が増す。

×**デメリット**

考えをまとめながら話さなければならないため、答える側の負担が多い。また、ときには話のまとまりが悪くなったり、話が長くなったりすることがある。
会話が苦手・好きではない患者さんには向かず、回答に窮することがある。このような場合、選択肢を提示するなど、柔軟な対応が必要である。

● **閉じた質問**

閉じた質問とは、質問された相手が「はい」「いいえ」で答えられる質問方法です。

○**メリット**

「はい」「いいえ」で答えればよいので、答える側の負担が少ない。

×**デメリット**

「はい」「いいえ」のみの回答なので、プラスアルファの情報が得られにくい。
自分の言葉で話したい患者さんにとっては満足感が得られない。

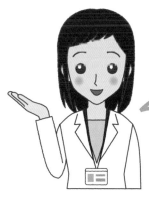

「開いた質問」と「閉じた質問」をうまく使い分けられるようになるといいですね。

先輩薬剤師

服装と身だしなみ

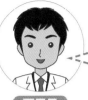

薬局長

先ほどノンバーバル・コミュニケーションを紹介しましたが、服装や身だしなみもノンバーバル・コミュニケーションに含まれます。

うっ……。

新人薬剤師

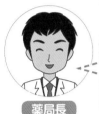

薬局長

花子さんは、だいたい大丈夫かと。服装が与える印象は大きいものです。薬剤師の身だしなみについて考えてみましょう！

服装や身だしなみの重要性

服装や身だしなみが相手に与える印象は大きなものです。相手とコミュニケーションをとる際に、第一印象の良し悪しを決めるのが服装や身だしなみといえます。

良い印象でコミュニケーションをスタートさせるためにも、その場所や職業に合った服装と身だしなみが重要なのはいうまでもありません。

それでは、薬局薬剤師の服装や身だしなみにおいて何が求められるのでしょうか。これも当たり前かもしれませんが**清潔感**です。「清潔感のある薬剤師」であれば「処方された薬や服薬指導への安心感」にもつながります。

薬剤師は命や健康に関わる医療人として、常に「清潔であること」を意識する必要があります。

患者さんに良い印象を持ってもらえるように、清潔感のある服装と身だしなみを意識します！

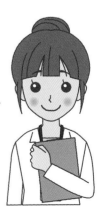

新人薬剤師

服装・身だしなみの例

それでは服装・身だしなみの例を挙げてみます。どうでしょうか？ どちらの好感度が高いかは一目瞭然ですね。

しかし、これはあくまで一例です。規定を設けている薬局にお勤めの場合は、その規定に従ってください。

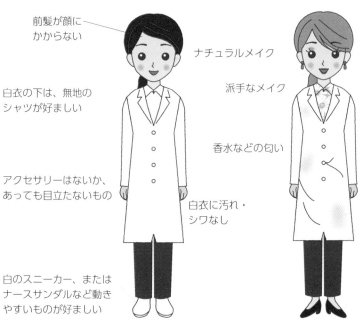

良い例

- 前髪が顔にかからない
- ナチュラルメイク
- 白衣の下は、無地のシャツが好ましい
- アクセサリーはないか、あっても目立たないもの
- 白衣に汚れ・シワなし
- 白のスニーカー、またはナースサンダルなど動きやすいものが好ましい

悪い例

- 明るい茶髪・前髪が顔を隠している
- 派手なメイク
- 派手なアクセサリーは避けるべき
- 柄物のシャツは、白衣を透けて見えることがある
- 香水などの匂い
- 汚れた白衣、シワが目立つ
- ヒールの高い靴などは、動きやすさという点から避ける

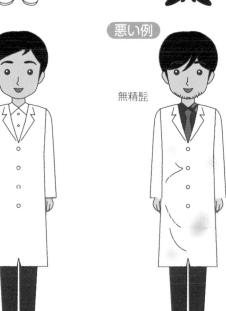

良い例

- 前髪、サイド、襟足がすっきり
- 白衣に汚れ・シワなし
- 白のスニーカー、または医療用サンダルなど動きやすいものが好ましい

悪い例

- 前髪、サイド、襟足が長く清潔感がない
- 無精髭
- 柄物のシャツは、白衣を透けて見えることがある
- 汚れた白衣、シワが目立つ
- 汚れた靴などは不潔な印象を与える

服装・身だしなみのポイント

髪形や髪の色、ネイルやアクセサリーなどの身につけているもの、さらに香水などの香りにも注意しましょう。

●髪形・髪色

髪形や髪色に関しては、まず第一に「清潔感」を意識し、奇抜な髪形や明るすぎる髪色を避けるようにしましょう。誰もが「清潔感がある」「感じが良い」と思う髪形、髪色を意識してください。

また、髪を触る行為は「不衛生」と捉えられるため、触らなくても済む長さにするか、髪をまとめるようにしましょう。

▼髪型の例

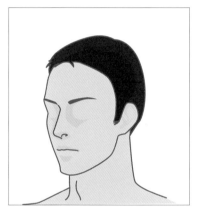

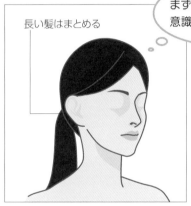

長い髪はまとめる

まずは清潔感を
意識してください。

●ネイルやアクセサリー

ネイルやマニキュアは、剥がれた場合にコンタミネーション*のリスクを伴うため、つけないようにしましょう。アクセサリー類も、結婚指輪など最低限にとどめておくべきです。

●香り

香水や香りの強い柔軟剤などは、人によっては体調不良をきたすことがあるため注意が必要です。また、嗅覚も患者さんの体調や病状を把握するための大切なツールであるため、嗅覚が鈍るような強い香りは避けるようにしましょう。

●服装

白衣の中の服装は見えにくいですが、だからといって、あまりにカジュアルな服装は避けるべきです。特に、襟元や足元は白衣を着ていても見える部分なので、不潔さやだらしなさが出ないように注意しましょう。

また、在宅医療やクレームに対する謝罪などで患者さん宅を訪問することもあるでしょう。当然、社会人として恥ずかしくない服装を心がける必要があります。

＊**コンタミネーション**　混入、汚染の意味。意図しない異物が混入してしまった場合に使用する。略して「コンタミ」ということもある。

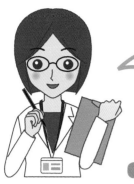

「いつ・どこで・誰と」会うかわからないので、プライベートの服装も薬剤師として清潔感のある好感度の高いものを心がけましょう。

ベテラン薬剤師

column

調剤業務のあり方について

　2019年4月2日に厚生労働省より出された通知、「**調剤のあり方について**」は皆さんもご存知のことと思います。

　以下に通知の内容を一部抜粋しました。

> 調剤に最終的な責任を有する薬剤師の指示に基づき、以下のいずれも満たす業務を薬剤師以外の者が実施することは、差し支えないこと。なお、この場合であっても、調剤した薬剤の最終的な確認は、当該薬剤師が自ら行う必要があること。
>
> ・当該薬剤師の目が現実に届く限度の場所で実施されること
> ・薬剤師の薬学的知見も踏まえ、処方箋に基づいて調剤した薬剤の品質等に影響がなく、結果として調剤した薬剤を服用する患者に危害の及ぶことがないこと
> ・当該業務を行う者が、判断を加える余地に乏しい機械的な作業であること
>
> （薬生総発 0402 第1号 より抜粋）

　通知には、具体例として「医薬品（PTPシート等）のピッキング」や「一包化された薬剤の数量確認」が明記されています。また、軟膏剤、水剤、散剤等の計量、混合などは、引き続き薬剤師以外の者が行った場合は薬剤師法第19条に抵触するとしています。

　この通知から、「**薬剤師は対物業務から対人業務へ**」つまり、薬剤師の主業務を**対物**（薬のピッキング等）から**対人**（服薬指導等）へシフトさせることへの厚生労働省の本気度がうかがえます。また、いままでグレーゾーンとされて議論を呼んでいた「薬剤師以外のスタッフによる薬のピッキングなどの問題」についても解決の方向性が示されたといえます。

　あくまでも調剤（対物業務としての）における薬剤師の責任は変わることはなく、「調剤士」などの新たな資格が誕生するわけではありませんが、この通知によって薬剤師の業務内容や薬局の運営方針が大きく変化していくことは間違いないでしょう。

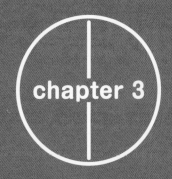

chapter 3

小児科

・・

小児に薬を正しく使用してもらうための服薬指導のテクニックと、

小児への服薬指導の際の体重の重要性について見ていきます。

小児患者への服薬指導のポイント

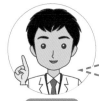

薬局長

小児患者さんへの服薬指導。どんな点に注意すべきかわかりますか？

新人薬剤師

ええーと。計量調剤が多いので、「飲み方をしっかりお伝えすること」でしょうか？

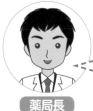

薬局長

そうですね！　ここでは、いくつかある小児患者さんへの服薬指導のポイントを説明します。

✚ 小児患者の親への説明を丁寧に

　小児患者への服薬指導で最も重要なことは、「処方された薬を患者にしっかり飲んでもらうこと」です。そのためには、薬を飲ませる役目である小児患者の親へのアドバイスが大切です。小児科の内服薬は、散剤やシロップ剤がメインになるため、飲ませ方や薬の味などをできるだけ丁寧に説明しましょう。

　特に、薬の味は小児患者の服薬の可否（アドヒアランス）に最も影響するポイントです。「混ぜたら飲みやすくなるもの」「混ぜたら飲みにくくなるもの」などを具体的に示すことが重要です（☞p.41参照）。

　また、飲ませ方についても、一つの飲ませ方ではなく複数の飲ませ方を提示することで、「飲んでくれなかったらどうしよう……」という親の不安を軽減することができます（☞p.47参照）。

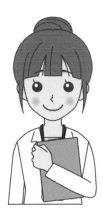

新人薬剤師

飲ませ方のポイントを伝えることで、患者の親の不安な気持ちに寄り添えるんですね。

主な抗生剤と飲食物との飲み合わせ例

　小児の苦手とする抗生剤と飲食物との飲み合わせ例を以下に示します。

薬剤名	味＊	相性○	相性×	備考
クラリスドライシロップ10％小児用	イチゴ味	アイス（チョコ味、バニラ味）プリン、ココア	フルーツジューススポーツドリンクヨーグルト	酸性のものと混ぜると苦みが強くなる
ジスロマック細粒小児用10％	パイナップル＋オレンジのMIXフレーバー	水ウーロン茶プリン牛乳コーヒー牛乳アイスクリーム	オレンジジュースアップルジューススポーツドリンクヨーグルト	酸性のものと混ぜると苦みが強くなる
メイアクトMS小児用細粒10％	バナナ風味	水牛乳紅茶（ストレート）	飲むヨーグルト甘みのあるもの	原薬苦味
フロモックス小児用細粒100mg	イチゴ味	牛乳麦茶アイスクリームヨーグルトウーロン茶	スポーツドリンク	原薬苦味混ぜてから放置で力価低下
セフゾン細粒小児用10％	ストロベリー味	牛乳アイスクリームリンゴジュース	ムコダインシロップ	美味しい鉄含有物との併用注意（便が赤色調に変化）
パセトシン細粒10％	甘み	オレンジジュースリンゴジューススポーツドリンクヤクルト練乳プリン	イチゴ味の服薬補助ゼリポタージュ	－
オゼックス細粒小児用15％	イチゴ風味	水牛乳アイスクリームココア	オレンジジューススポーツドリンク	美味しい
ホスミシンドライシロップ400	カルピス（乳酸菌飲料）のような味	水バニラアイス	－	美味しい

＊味の感じ方には個人差がある。

小児患者にも説明する

　親への説明と同時に、小児患者にも説明するように心がけましょう。3歳くらいの小児では、大人が考えている以上に薬の説明を理解できるものです。小児患者が親と一緒にいる場合は、小児患者にも薬を見せながら丁寧に服薬指導をしましょう。小児患者自身に「自分の薬だ」と意識を持ってもらい、進んで服薬してもらえることが理想です（☞p.51参照）。

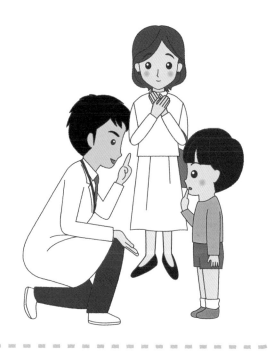

薬の服用タイミング

　小児の薬の多くは散剤やシロップ剤です。このとき、多くの場合、服用タイミングが食前でも食後でも問題はありません。

　乳児は、母乳を飲んでおなかがいっぱいになると、薬を受け付けてくれなくなることがあります。医師からの特別な指示がない場合は、**ミルクや離乳食の前の服用**がよい場合があります。その場合の服用間隔の目安を次に示します。

1日3回服用の薬：4時間以上あける
1日2回服用の薬：6〜8時間以上あける

　また、保育園や幼稚園、学校などで日中の服用が難しい小児患者に「1日3回服用」の薬が処方された場合にも、上記の服用間隔の目安は有用です。

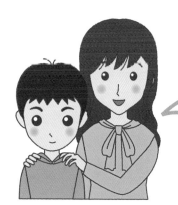

これだと飲ませられそうです。

散剤、シロップ剤の飲ませ方

● 散剤の飲ませ方

基本的には水、お茶、ジュースなどに溶かして飲ませます。

離乳食や固形物を食べられる小児に飲ませる場合には、少量の水に溶かしたあと、ゼリーやヨーグルト、アイスクリームなどに混ぜて飲ませるのもよいでしょう。その場合は、**相性のいい味の飲食物に混ぜる**ことが重要です（☞ P.41の表参照）。

乳幼児に飲ませる場合には、スポイトを使って飲ませたり、少量の水を加えて**ペースト状にした薬を、頬の裏側などに塗ってあげる**とよいでしょう。

少量の水に溶かして、**哺乳瓶の吸い口（乳首）に入れて吸わせる**という方法もあります。

● スポイトを使って

❶お薬に少量のお水を加えてシロップ状にします。

❷スポイトに吸い取って、口の脇から頬の内側に流し込むように注入します。

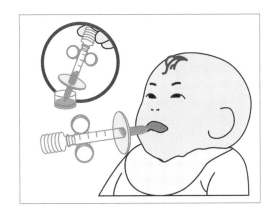

● 指を使って

❶お薬にお水を数滴加えてペースト状にします。

❷きれいに洗った指で、頬の裏側か上あごに手早く塗ってください。

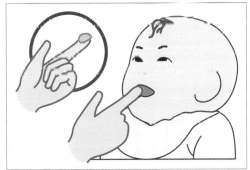

● 乳首を使って

❶お薬に少量のお水を加えてシロップ状にします。

❷なるべくふだん使っていない哺乳瓶の乳首をくわえさせ、お薬を注ぎ吸わせます＊。

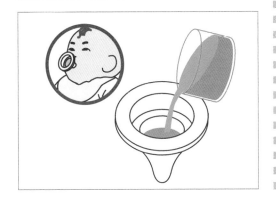

＊授乳前の方がうまくいく。

● シロップ剤の飲ませ方
　甘く矯味＊されているため、ほとんどの小児は
そのままでも喜んで飲んでくれるでしょう。ただ
し、濃い味のものも多いため、甘い味や濃い味が
苦手な小児には、水で薄めて飲ませてみましょ
う。

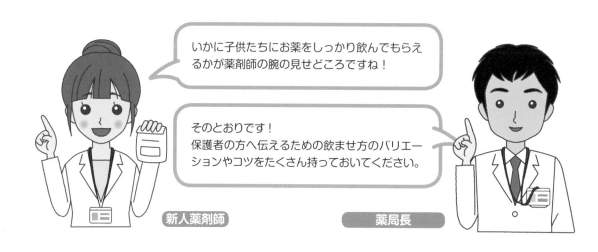

いかに子供たちにお薬をしっかり飲んでもらえ
るかが薬剤師の腕の見せどころですね！

そのとおりです！
保護者の方へ伝えるための飲ませ方のバリエー
ションやコツをたくさん持っておいてください。

新人薬剤師　　　　　　　　薬局長

column

散剤とシロップ剤の味見をしてみよう

　小児用の散剤とシロップ剤の味は、ぜひ、味見をして自分で確かめてみてください。味覚は人それぞ
れですし、大人と子供とでも感じ方は異なります。しかし、自分で味を確認しておけば、味を説明する
際、味を適切に表現でき説得力が増すでしょう。

　特に、小児患者の親に説明する際には、実際の味を知っていれば、非言語コミュニケーションである
表情などにも表れるため、どのような味なのか伝わりやすくなります。また、味見の際にメーカーの指
導箋などに記載してある相性の良い飲食物、悪い飲食物以外のものと混ぜてみることで、新たな味の
相性を発見できるかもしれません。

　小児が頑張って服用している薬の味を知っておくことは、小児の薬物治療に関わる薬剤師にとって
非常に大切なことだと思います。

＊矯味　苦い薬などを飲みやくするために甘味をつけたりすること。

小児の体重の重要性

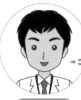

薬局長

小児科の薬剤を扱うときは、体重を意識しましょう。

薬歴に書いてあれば大丈夫ですよね？

新人薬剤師

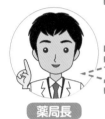

薬局長

薬歴に記載されている体重がいつ量ったものか、必ずチェックしましょう！

体重の確認を忘れずに

　薬局で使用する小児用薬剤の薬用量は、主に**「年齢を基準に投与量が決められている薬剤」**と**「体重を基準に投与量が決められている薬剤」**があります。

　「体重を基準に投与量が決められている薬剤」は、小児一人ひとりで体重が異なるため、処方箋に記載されている薬剤の処方量が小児患者の体重から逸脱していないか、常にチェックする必要があります。

　そのためにも、初来局の患者さんはもちろん、前回来局から期間のあいている患者さんについては、体重を必ず確認するようにしましょう。そして、体重を確認したら日付と共に薬歴に忘れずに記載しましょう。

　また、年齢から小児の体重をある程度推測できるようにしておくことも、薬剤師として重要なスキルです。下記に「小児の年齢における平均体重」の表を示します。目安として頭に入れておくことをおすすめします。

▼小児の年齢における平均体重

年齢	0ヵ月	3ヵ月	6ヵ月	1歳	2歳	3歳	4歳	5歳	6歳
体重	3kg	6kg	8kg	10kg	12kg	14kg	16kg	18kg	20kg

体重1kgあたりの薬用量

　以下に代表的な薬剤の「体重1kgあたりの薬用量」を表で示しました。小児の散剤やシロップ剤を調剤・監査する際には、この表を常に確認するようにしましょう。

成分名（商品名）	体重1kgあたりの1日薬用量	1日最大量
クラリスロマイシン （クラリス）	10〜15mg	400mg
アジスロマイシン （ジスロマック）	10mg	500mg
セフジトレン （メイアクトMS）	9mg	200mg
セフカペン （フロモックス）	9mg	300〜450mg
セフジニル （セフゾン）	9〜18mg	300mg
アモキシシリン （パセトシン）	20〜40mg	750〜1000mg
トスフロキサシン （オゼックス）	12mg	360mg/日（180mg/回）
ホスホマイシン （ホスミシン）	40〜120mg	2000〜3000mg
メキタジン （ゼスラン）	気管支喘息の場合：0.24mg アレルギー性鼻炎、じん麻疹、皮膚疾患に伴うそう痒の場合：0.12mg	－
クロルフェニラミン （ポララミン）	0.15mg	2〜8mg
プランルカスト （オノン）	7mg	450mg
カルボシステイン （ムコダイン）	30mg	－
アンブロキソール （ムコサール）	0.9mg	－
プロカテロール （メプチン）	2.5μg	100μg
オセルタミビル （タミフル）	1歳未満：6mg 1歳以上：4mg ※体重37.5kg以上の小児には、オセルタミビルとして75mg/回	（1回MAX：75mg）

各製品添付文書より作成

ケース2：苦みのある抗生剤の服薬指導

薬局長

小児患者さんでの具体的事例を見てみましょう！
まずは、苦みのあるお薬の服薬指導です。

苦みがあることを、そのまま伝えると
飲んでくれなさそうです……。

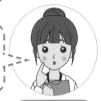

新人薬剤師

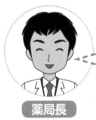

薬局長

そうなんです！
薬の味だけでなく、矯味のための方法（混ぜ方、混ぜて相性のよい飲食物）を伝えることがポイントです。

マイコプラズマ疑いの小児患者と母親

患者さん

竹中 羽瑠（4歳6ヵ月、女児、体重16kg）
母：三重子（38歳）

Rp.

ジスロマック細粒	1.5g		1日1回	夕食後	3日分
ザイザルシロップ	5mL				
メプチンシロップ	7mL				
ムコダインシロップ	9mL	MIX	1日2回	朝・夕食後	5日分

背景

　小児科を受診し、マイコプラズマ疑いとの診断。「先生から抗生剤が苦くて飲みづらいと伺ったのですが……」と、小児患者の母親が服用できるかを心配している。が味の心配をしている。薬歴にはジスロマックの処方歴はなく、母親にも確認したところ今回が初めての処方のようだ。

＊登場人物はすべて仮名。

薬の味、混ぜ方、飲食物との相性を伝える

小児の服薬の可否に最も影響を与える要素が「薬の味」です。特に抗生物質の散剤は、表面に甘いコーティングが施されてはいますが、原薬が苦いため、その苦みを感じることによって服薬拒否につながる可能性があります。

今回処方されているジスロマックは、

・酸性のものと混ぜる
・水などに溶かしてから時間を置く
・たくさんかき混ぜる

ことにより、表面のコーティングがはがれて原薬の苦味を感じやすくなってしまいます。

このような場合は、

「甘いフルーツ風味のコーティングがされているお薬ですが、混ぜ過ぎたり酸味のあるものと混ぜたりするとコーティングがはがれて、苦みが強くなるので注意してください」

などとアドバイスするとよいでしょう。

また、抗生剤と混ぜたときの「味の相性がよい飲食物」「味の相性が悪い飲食物」を伝えることで、服薬アドヒアランスの向上が期待できます（☞ p.41 の表を参照）。

今回は、前述のアドバイスに加えて、

「味の相性がいいバニラアイスなどで粉薬をくるむようにして飲ませると苦みを感じにくく、飲みやすくなります」

と服薬指導をしました。

＊味の感じ方には個人差がある。

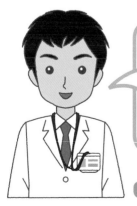

1歳未満の乳児がハチミツを摂取するとボツリヌス中毒になる危険があるため、混ぜないようにしてください。
2017年には、ボツリヌス中毒による生後6ヵ月の乳児の死亡例が、日本で初めて報告されました。

薬局長

ケース3：はじめての内服薬

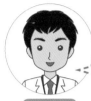

薬局長

次は、乳児患者さんの例です。

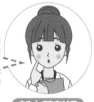

新人薬剤師

4ヵ月の患者さんですね。ということは、
はじめてのお薬、ということでしょうか。

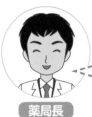

薬局長

はじめての内服液では、親御さんが不安に感じることが多いです。

✚ はじめて薬が出された乳児患者

患者さん

黒田 孝祐（0歳4ヵ月、男児、体重6kg）
母：貴代（28歳）

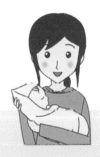

Rp.

メプチンシロップ	3 mL				
ムコダインシロップ	4 mL	MIX	1日2回	朝・夕食後	5日分

背景

　咳が出るとのことで小児科を受診し、処方箋を持って来局。当薬局にははじめての来局で、初回質問票より内服薬ははじめての処方とのこと。小児患者の母親は、「どのようにして飲ませたらいいでしょうか？」と不安そうだ。

＊登場人物はすべて仮名。

複数の薬の飲ませ方をアドバイスする

はじめて内服薬が処方された小児患者の親にとっては、「どのようにして飲ませればいいのか?」「ちゃんと飲んでくれるか……」などの不安がつきものです。そのような不安を解消し、小児患者にしっかりと薬を服用してもらうためには、飲んでくれなかったときに違う方法を試せるように、なんパターンかの飲ませ方を伝えることが大切です。

今回は患者がまだ乳児のため、

「1回に飲む量をとって、スプーンやスポイトで口の奥にたらして飲ませてみてください」
「哺乳瓶の吸い口のところにシロップを入れて吸わせてみるのもいいでしょう」

と服薬指導をしました。

また、服用タイミングは食後となっていますが、ミルクの時間は決まった時間でないことがほとんどです。ミルクを飲んだあとでおなかがいっぱいになってしまい薬を飲んでくれないと困るので、

「ミルクのあとだとお腹がいっぱいでお薬を飲んでくれないことがあるので、ミルクの前に飲ませてみてください」
「1日2回で飲むお薬なので、8時間以上を目安に間隔をあけて飲ませてあげてください」

とアドバイスしました。

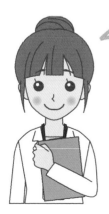

ふだん飲んでいるミルクだと、つい混ぜたくなるのかもしれませんね。

新人薬剤師

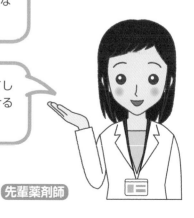

ミルクに混ぜるのは、ミルクの味が変わってしまい、ミルク嫌いの原因になるため、極力避けるようにしましょう。

先輩薬剤師

ケース4：小児患者にも説明する

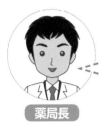

薬局長

小児科の最後のケースを紹介しましょう。感冒で受診した3歳の小児患者と母親です。話が通じる年齢になると、お母さんだけでなく、小児患者本人にもしっかりと説明することが重要です。

小児患者が自分の薬だと自覚すれば、アドヒアランスの向上につながるということなんですね！

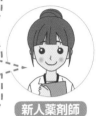

新人薬剤師

感冒で受診した小児患者と母親

患者さん

大谷 つぐみ（3歳8ヵ月、女児、体重13kg）
母：好美（31歳）

Rp.

ザイザルシロップ	5 mL				
メプチンシロップ	6 mL				
ムコダインシロップ	8 mL	MIX	1日2回	朝・夕食後	5日分

背景

　咳と鼻水の症状で小児科を受診し、処方箋を持って来局。いままで何度も来局されており、薬歴より今回と同じ内容のシロップや抗生物質の粉薬などが過去に処方されている。
　母親によると「お薬が苦手でなかなか飲んでくれなくて……」「甘いものは嫌いじゃないんですけど、甘いシロップも嫌がります」とのこと。過去の服薬指導では、味の説明や飲ませ方のアドバイスはひととおり行っているようだった。

＊登場人物はすべて仮名。

小児患者にも薬の説明をして、薬を手渡してみる

今回のようなケースにはよく遭遇すると思います。基本的に小児のシロップは甘くて飲みやすい味のものが多いので、小児患者の多くは喜んで飲んでくれます。

中には甘くて濃い味が苦手な子もいますが、今回の例ではそういうわけでもないようです。

このような場合、小児患者にも薬剤師の口から、

「つぐみちゃんのお薬です」
「つぐみちゃんの病気を治すために大事なお薬なので、飲んでくれるかな？」

としっかり説明してみてください。

3歳ぐらいの子供は説明されたことを理解できるようになってきています。薬剤師から薬の説明を聴くことで「自分のお薬だ」という意識を持つことができますし、そうすれば服薬に積極的になってくれることも期待できます。

そして、親が許してくれるようであれば、帰る際に小児患者に薬を手渡して、

「がんばって飲んでね！」

と、一言添えるとよいでしょう。子供は「自分のお薬」として大切に受け取ってくれるはずです。

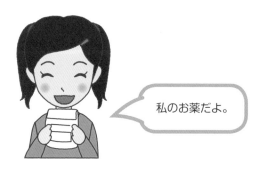

私のお薬だよ。

2週間後……

その後、つぐみちゃんがお母さんに連れられて、再度来局されました。とても嬉しそうに、お母さんから「ちゃんと飲めました！」と報告をいただきました。

お薬が飲めた際には

「おくすり飲めてえらいね！」

と、思いっきりほめてあげましょう。小児の薬を「飲ませるのは親の役目」ですが、あくまでも「飲むのは小児患者自身」です。

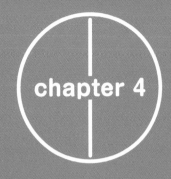

chapter 4

内科

本章では内科系疾患の服薬指導について確認します。

内科はとても広範囲ですので、ポイントを絞って服薬指導のコツを紹介します。

内科患者さんへの服薬指導

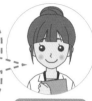

この章は内科なんですね。
でも、とっても広範囲ですよね……(汗)。

新人薬剤師

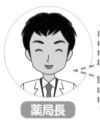

安心してください。すべて取り上げるのは難しいので、
「薬局で出会うことが多いケース」に絞ります。とはいえ、
他の章よりも長めです。頑張ってついて来てくださいね!

薬局長

幅広い疾患に対応

　内科を受診する患者さんの疾患は、かぜ症候群や胃腸炎などの急性疾患から、糖尿病や高血圧などの慢性疾患まで多岐にわたります。

　そのため、薬局での服薬指導も幅広い疾患に対応する必要があります。

　薬剤師には幅広い薬識はもちろんのこと、老若男女様々な患者さんに対応できるコミュニケーション力も求められます。

　ここでは、「かぜ症候群」「インフルエンザ」「糖尿病」「高血圧」「脂質異常症」「気管支喘息」にフォーカスして服薬指導のポイントを紹介します。

高齢患者さんへの配慮も忘れずに！

病院の内科や内科標榜クリニックでは、定期的にお薬をもらいに来る高齢の患者さんが多くいます。

高齢患者さんの服薬指導のポイントを押さえておくことは、内科系のいろいろな疾患で共通に重要です。以下のポイントを押さえておきましょう。

聞き取りやすい声で

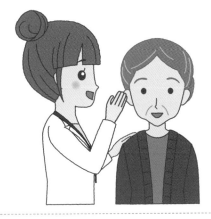

聞き取りやすいように、**ゆっくり・はっきり**とした声で話しましょう。耳の遠い患者さんには、**大きめの声**で話します。

手書きで大きく

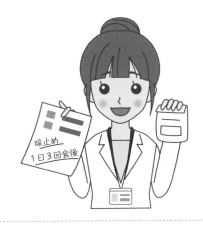

薬剤情報提供文書の字が小さくて読むのが大変そうなときには、**手書き**で大きく薬効や服用する回数、服用する錠数、使用部位などを記載します。

席まで行って

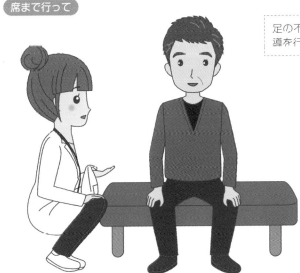

足の不自由な患者さんには、**席まで行って**服薬指導を行います。

かぜ症候群

一番最初はかぜ症候群ですね。解熱鎮痛剤による胃痛や抗ヒスタミン薬による眠気などが服薬指導のポイントでしょうか？

新人薬剤師

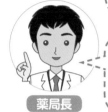

そのとおりです！　基本的すぎるかもしれませんが、念のためポイントをおさらいしておきましょう。

薬局長

かぜ症候群の概要

　かぜ症候群とは、上気道（鼻腔から咽頭までの気道）の感染症であり、急性炎症を主症状とします。

　原因の80～90%がウイルス（ライノウイルス、コロナウイルス、RSウイルスなど）によるものといわれています。

　自然治癒するものがほとんどで、ウイルス感染が主な要因であるため、原則としてウイルスに効果のない抗菌薬は不要です。

　治療は主に、鼻症状を抑える抗ヒスタミン薬や解熱鎮痛薬などによる対症療法を行い、細菌感染が疑われる場合には抗菌薬を使用します。

服薬指導ポイント

　かぜ症候群の服薬指導のポイントは、以下のとおりです。

● NSAIDsや抗ヒスタミン薬によって高頻度で起こる副作用について必ず説明します。
　POINT：NSAIDsは胃痛、抗ヒスタミン薬は眠気・口渇に注意！

● 抗ヒスタミン薬や鎮痛薬は、内科以外の診療科（耳鼻科や皮膚科など）でも処方されることが多いため、ほかの診療科で処方されている内服薬と重複しないかチェックします。
　POINT：お薬手帳の確認やヒアリングが重要！

● 抗生剤処方時には、下痢などの副作用について説明し、耐性菌を防ぐために基本的には飲み切るように指示します。
　POINT：抗生剤は自己判断で飲んだり飲まなかったりしない！

column

頭の体操

少し頭の体操をしてみましょう。次の処方の場合、どのように計算して調剤しますか？

Q：ツムラ柴胡桂枝湯 5g 1日2回 朝夕食前 14日分
　（※1包2.5g 3包1シート）

▼ツムラ柴胡桂枝湯

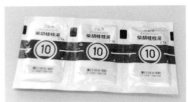

A1：1包2.5gなので……
　　5g×14日分＝70g　70g÷2.5g＝28
　　よって、28包……

私は電卓がないとこの計算はしたくありません（笑）。
そこで、分数を使って計算してみると…

A2：1包2.5g、3包1シートなので、5gは2/3シート
　　2/3シート×14日分＝28/3
　　　　　　　　　　　＝9+1/3
　　よって、9シート+1包（計28包）

これぐらいなら暗算でいけると思います。
　このように、暗算でもできるように計算を工夫することで、調剤のスピードアップや、監査時、投薬時の検算に活用できます。
　もちろんミスがあってはいけないので、電卓も大いに利用してください。

それではもう一問、次の場合はいかがでしょうか……？

Q：クラシエ小青竜湯エキス錠 12錠 1日2回 42日分
　（※1包3錠 6包1シート）

A：1包3錠、1シート18錠なので、12錠は2/3シート
　　2/3シート×42日分＝2×14（先に42÷3を計算）
　　　　　　　　　　　＝28
　　よって、28シート

インフルエンザ

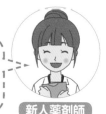

抗インフルエンザ薬には、吸入薬が2種類ありますね。

新人薬剤師

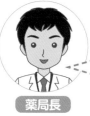

薬局長

そうなんです。吸入薬の扱い方も服薬指導のポイントです。

インフルエンザの概要

インフルエンザとは、インフルエンザウイルスを病原とする気道感染症です。一般のかぜ症候群よりも症状が重篤化しやすく、38度以上の高熱や全身倦怠感、関節痛などが突然現れ、続いて上気道症状（のどの痛み、咳、鼻汁など）が発現します。

▼インフルエンザの症状

・急激な発症
・38度以上の高熱
・悪寒、頭痛、関節痛・筋肉痛、倦怠感などの全身症状
・全身症状のあとに続く上気道症状（のどの痛み、咳、鼻汁など）

一般的な経過として約1週間で自然治癒しますが、高齢者や小児、妊娠女性などでは重篤化しやすいため注意が必要です。

インフルエンザウイルスはＡ型、Ｂ型、Ｃ型があり、流行的な広がりを見せるのはＡ型とＢ型です。

▼インフルエンザのハイリスクグループ

インフルエンザのハイリスクとなる持病	インフルエンザが重症化することがあると報告されているグループ
慢性呼吸器疾患 慢性心疾患 糖尿病などの代謝性疾患 腎機能障害 ステロイド内服などによる免疫機能不全	妊婦 乳幼児 高齢者

出典：厚生労働省「新型インフルエンザに関するQ&A」より作成

治療

　抗インフルエンザ薬を使用することでインフルエンザの重篤化を防ぐことが期待できます。

　現在、医療現場で使用可能な抗インフルエンザ薬は下の表のとおりです。

▼抗インフルエンザ薬

タミフル (オセルタミビル)	カプセル DS	**治療** 成人・小児(体重37.5kg以上)➡1回75mg 1日2回、5日間経口投与 幼小児➡1回2mg/kg 1日2回、5日間経口投与(1回MAX:75mg) 新生児・乳児(1歳未満)➡1回3mg/kg 1日2回、5日間経口投与(1回 　　MAX:75mg)
		予防 成人➡1回75mg 1日1回、7〜10日間経口投与 小児(体重37.5kg以上)➡1回75mg 1日1回、10日間経口投与 幼小児➡1回2mg/kg 1日1回、10日間経口投与
リレンザ (ザナミビル)	吸入	**治療** 成人・小児➡1回10mg(5mgブリスターを2ブリスター)を1日2回、5日 　　間専用吸入器を用いて吸入
		予防 成人・小児➡1回10mg(5mgブリスターを2ブリスター)を1日1回、10 　　日間専用吸入器を用いて吸入
イナビル (ラニナミビル)	吸入	**治療** 成人➡40mg(2キット)を単回吸入投与 小児(10歳以上)➡40mg(2キット)を単回吸入投与 小児(10歳未満)➡20mg(1キット)を単回吸入投与
		予防 成人➡40mg(2キット)を単回吸入投与 or 20mg(1キット)1日1回、2日 　　間吸入投与 小児(10歳以上)➡40mg(2キット)を単回吸入投与 or 20mg(1キット)1 　　日1回、2日間吸入投与 小児(10歳未満)➡20mg(1キット)を単回吸入投与
ゾフルーザ (バロキサビル マルボキシル)	錠剤	成人(80kg未満)、12歳以上の小児➡20mg 2錠を単回経口投与 成人(80kg以上)➡20mg 4錠を単回経口投与 12歳未満の小児(体重10kg以上20kg未満)➡10mg 1錠を単回経口投与 12歳未満の小児(体重20kg以上40kg未満)➡20mg 1錠を単回経口投与
シンメトレル (アマンタジン) ※効果:A型のみ	錠剤 細粒	成人➡1日100mg 1〜2回に分割経口投与、 　　適宜増減(高齢者・腎機能障害:上限1日100mg)
ラピアクタ (ペラミビル)	点滴	成人➡1日1回　300mgを15分かけて単回点滴静注 小児➡1日1回10mg/kgを15分以上かけて単回点滴静注

出典:各製品添付文書より作成

ケース5：インフルエンザ

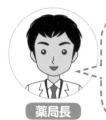
薬局長

それでは、インフルエンザ感染で処方箋を持って来局された小児患者のケースを紹介します。今回、吸入の抗インフルエンザ薬が処方されているようです。

小児に対して吸入薬の使い方をどのように説明するかがポイントですね!

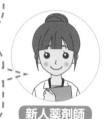
新人薬剤師

インフルエンザ感染の11歳男児

患者さん

伊達 竜介(11歳、男児、体重32kg)

Rp.

リレンザ5mg	20BL	1日朝・夕2回	1回2吸入
メプチンミニ錠25μg	2錠		
ムコダイン錠500mg	2錠	1日2回 朝・夕食後 5日分	
カロナール錠200mg	1錠	1回1錠 5回分	

背景

インフルエンザA型。熱は39度ぐらいとのこと。吸入薬は初めて処方されたよう。吸入指導の際、その場で1回目の吸入を希望している。

*登場人物はすべて仮名。

吸入薬はその場で一度試してもらう

インフルエンザの治療では、ノイラミニダーゼ阻害剤であるリレンザやイナビルなどの吸入薬がよく使用されます。

イナビルは一度の吸入で治療が完結するため、大人に使いやすく、自分で吸入薬を使用できる年代の小児においても、苦いタミフルDSよりもアドヒアランスが向上しやすいというメリットがあります。

ただし、吸入操作を正しく行わないと十分な治療効果が得られません。そのため、吸入薬が初めての方には、服薬指導の際に手技を一緒に確認して、可能な限りその場で1回目の吸入を行ってもらうとよいでしょう。

今回の患者さんは、11歳で吸入器具も自分で扱えるようだったので、母親に隣で見てもらい、本人に吸入手技を説明しました。

まずはお手本として、薬剤師自らデモ器を用いて薬のセットから吸入までの見本を行います。

その後、自分で吸入操作をしてもらいますが、その際には緊張をほぐすためにも

「緊張しなくて大丈夫だからね」

と言葉をかけてあげるとよいでしょう。

大人の方の場合には、

「リラックスして、深く吸い込んでください」

と一言添えるとよいでしょう。

小児で上手く吸入できた際には、

「上手く吸えたね！ その調子でもう1回吸ってみよう」

と、しっかりほめてあげてください。

服薬指導の最後には、抗インフルエンザ薬共通の注意事項である異常行動について

「異常行動は抗インフルエンザ薬の使用に関係なく起きる可能性があります＊」
「少なくとも2日間は竜介君についていてあげてください」

と、母親に説明しました。

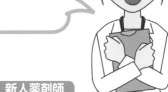

緊張していたり咳が出て上手く吸えそうにないときは、家でリラックスした状態で吸入してもらうといいですね。

新人薬剤師

＊リレンザ、イナビル、タミフルなどのノイラミニダーゼ阻害剤では、添付文書の「重要な基本的注意」「重大な副作用」の項に「因果関係は不明であるが、異常行動のおそれがある」と明記されている。

タミフルDSの場合はどうか

　小児ではタミフルDSも処方されます。他の抗インフルエンザ薬と同様に、異常行動のおそれがあり、注意が必要であることを患者さんに伝えます。

　このほか、タミフルDSでは苦みがあるため、服薬指導の際には、一緒に服用したときに相性のよい飲食物を伝えるとよいでしょう。

　チョコアイス、ヨーグルト(イチゴ味など)、服薬補助ゼリー、ココア、オレンジジュース、スポーツドリンクなどが、一緒に服用したとき、苦みを感じにくいようです。

　一方で、乳酸菌飲料やバニラアイス、りんごジュースなどを一緒に服用すると、味が変化して飲みにくくなるようです。

▼相性の良いもの

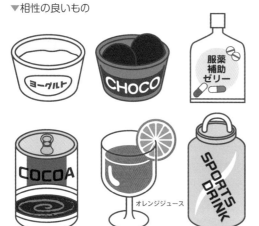

オレンジジュース

▼相性の悪いもの

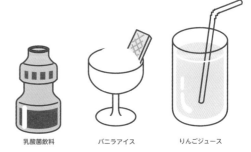

乳酸菌飲料　　　バニラアイス　　　りんごジュース

出典：中外製薬株式会社「タミフルドライシロップを服用される　　　　患者さんへ」より作成

服薬指導のポイント

　それでは、インフルエンザの服薬指導のポイントをまとめてみます。

● 吸入薬のリレンザ、イナビルは吸入操作を丁寧に説明します。
　POINT：できれば1回目はその場で吸入してもらう！

● タミフルDSは味が苦いため、相性の良い飲食物、飲ませ方のコツを伝えます。
　POINT：相性が良いもの：チョコアイス、ヨーグルト(イチゴ味など)、服薬補助ゼリー、ココア、オレンジジュース、スポーツドリンク
　　　　　相性が悪いもの：バニラアイス、りんごジュース

● 小児や未成年者における異常行動への注意を喚起をします。
　POINT：治療開始後2日間は目を離さない！

吸入の仕方をあらかじめ確認しておこう

　吸入方法をスムーズに説明できるよう、薬剤に添付する患者指導箋やメーカーのホームページなどで、服薬指導の前に吸入方法を確認しておくとよいでしょう。

リレンザの吸入方法

❶リレンザ表示面を上にしてカバーをはずす。

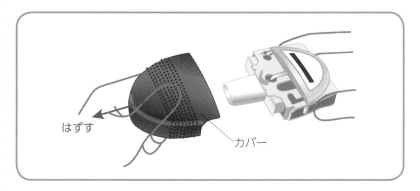

はずす

カバー

❷トレーを引き出す。

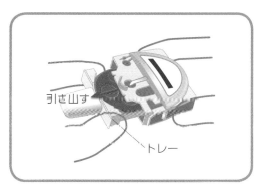

引き出す

トレー

❸白いトレーのギザギザの両側のグリップを押しながら、トレーを取りはずす。

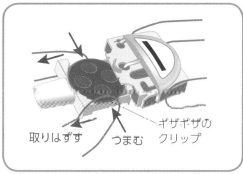

取りはずす　　つまむ　　ギザギザの
　　　　　　　　　　　　　　クリップ

❹白いトレーの4つの穴にディスクの凸部がはまるように乗せる。

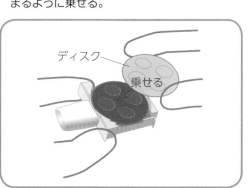

ディスク

乗せる

❺トレーをカチッと音がするまで戻す。

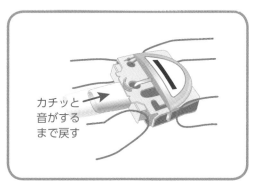

カチッと
音がする
まで戻す

イナビルの吸入方法

❶薬剤トレーをスライドさせない状態で軽く叩き、容器内の薬を下に集める。

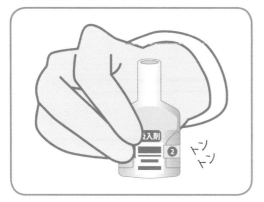

❷ラベルをはがさずに薬剤トレー❶を矢印方向へ端までしっかりとスライドさせる。

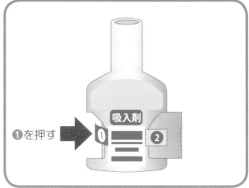

❶を押す

❸吸入口をくわえて大きく吸い2～3秒息を止めたあと、吸入口に息を吹きかけないようにゆっくりと息を吐く。

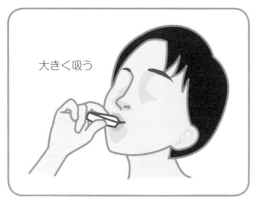

大きく吸う

❹次は薬剤トレー❷を矢印方向へ端までしっかりとスライドさせる。

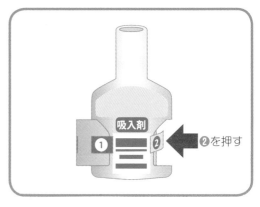

❷を押す

❺吸入口をくわえて大きく吸い2～3秒息を止めたあと、吸入口に息を吹きかけないようにゆっくりと息を吐く。

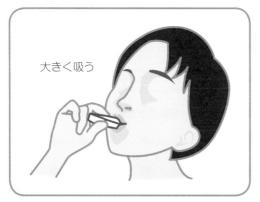

大きく吸う

❻薬剤トレー❶をスライドさせて、必ず元の状態に戻す。

元に戻す

薬の吸い残しをなくすために、もう一度❶～❻を繰り返してください。

column

美しさも大切

　本書は服薬指導の本ですが、調剤業務についても少し触れたいと思います。調剤は正確に、スピーディーに行うことは皆さんも意識していることでしょう。正確さは当然のこと、患者さんの待ち時間を減らすためにもスピーディーに行うことが大切です。

　しかし、どれだけ正確に早く薬を渡せたとしても、薬袋がグチャグチャだったり、ラベルの貼り方が雑だったり、ミックスされた軟膏の容器がベトベトだったりすれば、決して気持ちのいいものではありません。同じ料理でも、お皿にキレイに盛りつけられたものと、ボロボロのお皿に汚なく盛りつけられたものとでは、ほぼすべての人が前者の料理を食べたいと答えるでしょう。

　薬も立派な商品です。患者さんの手に渡るときには、美しい状態でお渡しすることを常に意識する必要があります。そして、気分よく薬を受け取れるように意識することは、患者さんへの優しさでもあります。**正しく、早く、そして美しく**。美しさを意識することで、対物業務といわれる調剤業務も、患者さんを想った対人業務に変えることができるのではないでしょうか。

column

インフルエンザワクチンにまつわる話

　「インフルエンザワクチンを打ったのにかかった」「効かない！」なんて話を聞いたことはありませんか？実はこれ、誤解です。インフルエンザワクチンには、感染を予防する効果はありますが、実は麻疹や風疹のワクチンほど、高い予防効果はありません。

　インフルエンザワクチンで期待される効果は、感染予防よりも感染した際の重症化を予防することなのです。65歳以上の高齢者福祉施設に入所している高齢者対して、インフルエンザワクチン接種により34～55％の発病を抑制し、82％の死亡を抑制する効果があったと報告されています。

　また、ワクチン接種においては、**集団免疫**という考え方も重要です。集団免疫とは、社会において免疫を持つ者が多いほど、免疫がない者と感染者の接触する確率が低下し、社会全体で感染症の流行を防止できる効果のことをいいます。

　かつての日本は、学童期においてインフルエンザの予防接種が必須の時代がありました。その後、任意接種に切り替わり、接種率が激減しました。『New England Journal of Medicine』で発表された研究＊によると、これが原因で、日本の高齢者のインフルエンザ、肺炎罹患による死亡率が増加したと報告されています。

＊ Reichert TA. Et al.: The Japanese experience with vaccinating schoolchildren against influenza. N Engl J Med. 2001 Mar 22; 344(12): 889-96.

糖尿病

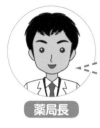

薬局長

糖尿病患者数は、過去最高の328万人＊と非常に多く、いまなお増加傾向にあります。

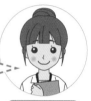

新人薬剤師

服薬指導のポイントは「低血糖」でしょうか？

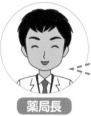

薬局長

そうです！　そのほかにもいくつかポイントがあります。事例を交えて紹介しましょう。

＊2017年患者調査

糖尿病の概要

糖尿病とは、「インスリン作用不足による慢性の高血糖状態を主徴とする代謝疾患群」と定義され、**1型糖尿病**、**2型糖尿病**、妊娠糖尿病、その他特定の機序、疾患によるもの（遺伝子異常、肝疾患、薬剤性など）があります。

●1型糖尿病

インスリンを合成・分泌する膵β細胞の破壊によるインスリン分泌不足が原因です。

治療は、インスリン注射を用いた強化インスリン療法が基本となります。

●2型糖尿病

インスリン分泌能低下やインスリン抵抗性増大をきたす遺伝因子に、環境因子（高脂肪食などの過食、運動不足、肥満、ストレスなど）や加齢が加わって発症します。

治療は食事療法・運動療法をベースとし、それでも血糖コントロールが不良の場合は、薬物療法（経口薬、注射薬）を行います。

糖尿病治療の目標は、なんといっても、糖尿病細小血管合併症（網膜症、腎症、神経障害）と動脈硬化性疾患の発症、進展阻止です！特に、網膜症、腎症、神経障害は、三大合併症と呼ばれています。

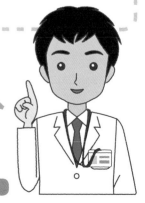

薬局長

糖代謝異常の判定区分と判定基準

糖代謝異常の判定区分と判定基準を下表に示しました。

糖尿病型、正常型のいずれにも属さない場合は**境界型**と判定します。

▼糖尿病型と正常型

糖尿病型(以下のいずれかが確認された場合)	正常型(以下のいずれかが確認された場合)
• 早朝空腹時血糖値126mg/dL以上 • 75gOGTT*で2時間値200mg/dL以上 • 随時血糖値200mg/dL以上 • HbA1cが6.5%以上	• 早朝空腹時血糖値110mg/dL未満 • 75gOGTTで2時間値140mg/dL未満

出典:『糖尿病治療ガイド2018-2019』日本糖尿病学会編(文光堂／2018年)、一部改変

血糖コントロール目標

血糖コントロール目標を下表に示しました。

65歳以上の高齢者では別に目標値が定められています。

▼血糖コントロール目標

目標	血糖正常化を目指す際の目標	合併症予防のための目標	治療強化が困難な際の目標
HbA1c	6.0%未満	7.0%未満	8.0%未満

▼高齢者糖尿病の血糖コントロール目標

			カテゴリーⅠ ①認知機能正常 かつ ②ADL*自立	カテゴリーⅡ ①軽度認知障害～軽度認知症 または ②手段的ADL低下、基本的ADL自立	カテゴリーⅢ ①中等度以上の認知症 または ②基本的ADL低下 または ③多くの併存疾患や機能障害
患者の特徴・健康状態					
重症低血糖が危惧される薬剤(インスリン製剤、SU薬、グリニド薬など)の使用	なし		7.0%未満	7.0%未満	8.0%未満
	あり	65歳以上75歳未満 7.5%未満 (下限6.5%)	75歳以上 8.0%未満 (下限7.0%)	8.0%未満 (下限7.0%)	8.5%未満 (下限7.5%)

出典:『糖尿病治療ガイド2018-2019』日本糖尿病学会編(文光堂／2018年)、一部改変

＊ OGTT　経口ブドウ糖負荷試験。Oral Glucose Tolerance Testの略。
＊ ADL　日常生活動作。Activities of Daily Livingの略。

２型糖尿病の薬物治療

２型糖尿病の要因となる病態には「インスリン抵抗性増大」と「インスリン分泌能低下」があります。

血糖値の上昇を感知すると膵臓からインスリンが分泌され、血糖値が下がります。

インスリンをキャッチする受容体の働きが鈍っている状態がインスリン抵抗性増大です。

また、高血糖状態が慢性化すると、膵臓は絶えずインスリンを分泌します。しかし、やがて膵臓は疲弊して分泌能力が低下してしまいます。これがインスリン分泌能低下です。

これらの病態が組み合わさり、インスリンの作用不足を引き起こすことで、食後高血糖の状態、さらに悪化して空腹時の高血糖を引き起こします。

治療では、患者さんの病態に応じた経口血糖降下薬が選択されます。図には２型糖尿病の病態と、選択する経口血糖降下薬を示しました。これらの薬が、前述した血糖コントロール目標を基準とし、単独または併用で選択されます。

▼２型糖尿病の病態と経口血糖降下薬

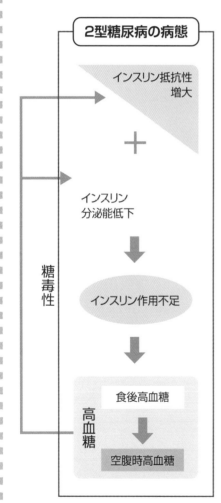

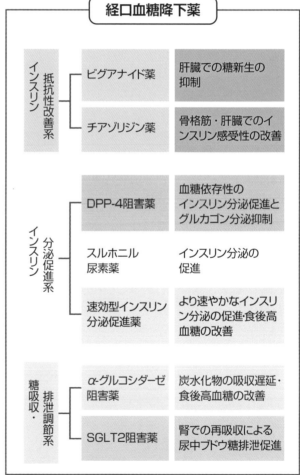

出典：『糖尿病薬治療ガイド2016-2017』日本糖尿病学会編（文光堂／2016年）

ケース6：糖尿病

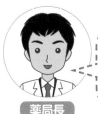

薬局長

2型糖尿病患者さんのケースを紹介します。ご高齢の女性で、血糖コントロールが不良の患者さんです。

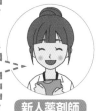

新人薬剤師

血糖コントロールが不良……。アドヒアランスなども要因と考えられますね。

薬局長

そうですね。このケースは食事に絡むものです。
見てみましょう！

✚ 血糖コントロール不良の患者さん

患者さん

石田 直江(80歳、女性)

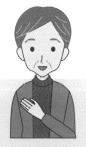

Rp.				
グラクティブ錠50mg	1錠			
【般】グリクラジド錠20mg	2錠	1日1回	朝食直前	30日分
メト・グルコ錠250mg	2錠	1日2回	朝夕食直前	30日分
【般】ボグリボースOD錠0.2mg	3錠	1日3回	毎食直前	30日分

他

背景

　いつもの内科の処方箋を持って来局。2ヵ月ごとの血液検査の結果を見せていただくと、HbA1cが8.3%と血糖コントロールは不良であった。患者さんの話では、クリスマスや年末年始、年明けに誕生日などのイベントがあり、ケーキやおやつなどを食べてしまったとのこと。

＊登場人物はすべて仮名。

食事療法は継続が大切

石田さんはふだんの食事には気を付けていると
のことですが、頻回の間食によりコントロール不
良になっているようです。まずは、糖分の高い食
品を避けること、間食を控えることを指導しま
しょう。

加えて、血糖コントロールの指標である
HbA1cは1〜2ヵ月間の血糖の状態を反映する
ため、食事の節制は継続することが大切であるこ
とを理解してもらいます。

ただし、高齢者の方がふだんの食事を節制しす
ぎてしまうと、低血糖を生じやすくなり、ふらつ
きによる転倒・骨折の原因になるため注意が必要
です。また、低血糖を繰り返すことで認知機能を
低下させることもあるようです。

今回のケースでは、

**「甘いものを控えて、極力間食をしないように
注意してください」**

**「数値が良くなることを目指して、まずは次の
血液検査まで続けてみてください」**

**「ただし、朝昼晩の食事を節制しすぎると低血
糖でフラフラしてしまうかもしれないので、頑張
りすぎないようにしてくださいね」**

とお伝えしました。

2ヵ月後、再度血液検査の結果を見せていただ
くと、「HbA1c：7.8%」と改善しており、「先生
に褒められました！」と喜んでいました。

今回のケースでは、血糖コントロール不良の
原因は間食でした。
しかし、高齢患者さんでは、多剤併用の処方
が多いためアドヒアランスが低下しがちで
す。血糖コントロール不良の原因として、ア
ドヒアランス不良の可能性も考慮しましょ
う。

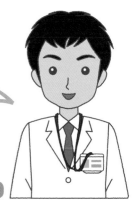

薬局長

経口糖尿病薬のカテゴリー別の指導内容

経口糖尿病薬は様々な種類があります。カテゴリー別の主な指導内容を列記します。

●ビグアナイド薬

メトホルミンなどがあります。肝臓での糖新生の抑制と、インスリン抵抗性の改善が主な作用です。ときに脱水症状により乳酸アシドーシスを起こし、重篤化することがあります。

患者さんには**脱水への注意を促します**。過度な飲酒により脱水症状を引き起こすことがあります。

●チアゾリジン薬

ピオグリタゾンなどがあります。インスリンの感受性を改善します。服用により食欲の増加と体重増加をきたしやすいという特徴があります。**食事療法、運動療法の重要性と継続を指導**します。

●DPP-4阻害薬

シタグリプチン、ビルダグリプチンなど。DPP-4を阻害することでインスリン分泌を促します。他の血糖降下薬との併用で低血糖症状を起こすことがあります。**低血糖に対する注意喚起と、起こった場合の対処法（下図）を伝えます**。

▼低血糖症状

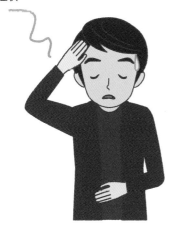

・動悸、ふるえ、冷や汗
・意識を失う
・体のだるさ

●スルホニル尿素（SU）薬

SU薬にはグリベンクラミド、グリクラジド、グリメピリドがあります。いずれも、インスリン分泌を促進することで短時間で血糖降下作用が得られます。そのため、**低血糖症状への注意**が必要です。

●速効型インスリン分泌促進薬

ナテグリニド、ミチグリニドカルシウム水和物、レパグリニドなどがあります。インスリン分泌促進作用があり、SU薬よりも効果発現が早いという特徴があります。このため、**食直前10分以内の服用を指導**します（30分以上の間隔では低血糖のリスクがある）。

●α-グルコシダーゼ阻害薬

アカルボース、ボグリボース、ミグリトールがあります。小腸における糖の吸収を抑えることで作用を発揮する薬剤です。**食直前服用を指導**します。低血糖に対してはブドウ糖を速やかに経口摂取します。

●SGLT2阻害薬

ダパグリフロジンなど。腎臓の尿細管において糖の再吸収を抑制し、糖の排泄を促します。

多尿により、脱水を起こしやすいため注意が必要です。患者さんには**こまめな水分摂取を指導**します。また、糖を排泄することから尿路の感染症を引き起こしやすいため、排尿の異常の有無を確認します。

▼低血糖症状発現時の対処法

・ブドウ糖、ジュースなどによる糖分補給
・上記を携行しておく
※意識がもうろうとするなど症状が治まらない場合には、病院へ連絡する。

服薬指導のポイント

糖尿病患者さんへの服薬指導のポイントをまとめました。

● 病識、可能性のあるリスク（網膜症、腎症、神経障害）について確認します。
　POINT：治療の目標は、合併症を阻止して健康寿命の延伸！

● 食事療法、運動療法の必要性を確認します。
　POINT：朝食・昼食・夕食は規則正しく、食べすぎや間食に注意！

● 血糖降下薬の服用意義を説明します。
　POINT：血糖状態を良好にコントロールすることで合併症を阻止！

● 低血糖発現時の対処法で説明します。
　POINT：α-グルコシダーゼ阻害薬服用時の低血糖にはブドウ糖！

● HbA1cなどの検査値について説明します。
　POINT：HbA1cは1～2ヵ月の血糖状態を反映！

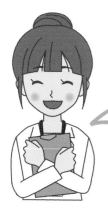

患者さんの治療がうまくいくために、薬物治療以外でもサポートできるようになりたいです！

新人薬剤師

臨床検査値

患者さんが血液検査の結果を持ってきて

「この数値が高いと先生に言われたんだけど、これは何の数値なの?」

と質問されることがしばしばあります。

　このようなときに患者さんにわかりやすく説明できるよう、臨床検査値についても知識をしっかりと持っておくようにしましょう。

▼主な臨床検査の基準値

検査項目	基準値の範囲	高値 (増加) 疾患例	低値 (減少) 疾患例
赤血球数 (RBC)	男:430〜570万/μL 女:380〜500万/μL	多血症 脱水症	貧血
ヘモグロビン (血色素) 量 (Hb)	男:13.5〜17.5g/dL 女:11.5〜15.0g/dL	多血症	貧血
ヘマトクリット (Ht)	男:39.7〜52.4% 女:34.8〜45.0%	多血症 脱水症	貧血
白血球数 (WBC)	3,300〜9,000/μL	細菌感染症 白血病	一部のウイルス性疾患 慢性貧血
血小板数 (PLT)	14.0〜34.0万/μL	骨髄機能亢進	白血病、血小板減少性紫斑病
プロトロビン時間 (PT)	9.4〜12.5秒	肝疾患、DIC ビタミンK欠乏症	血栓性静脈炎
トロンボテスト (TT)	70%以上	−	肝疾患、ビタミンK欠乏症
血糖グルコース (GLU)	70〜109mg/dL	糖尿病、肝硬変 慢性膵炎	副腎機能低下症 吸収不良症候群
ヘモグロビンA1c (HbA1c)	4.6〜6.2% (NGSP)*	糖尿病、腎不全	溶血性貧血　低血糖症
総コレステロール (TC)	120〜219mg/dL	高コレステロール血症	甲状腺機能亢進症 アジソン病
HDL-コレステロール (HDL-C)	男:40〜85mg/dL 女:40〜95mg/dL	家族性高αリポ蛋白血症	慢性腎不全
LDL-コレステロール (LDL-C)	65〜139mg/dL	家族性高コレステロール血症	無リポ蛋白血症、 低リポ蛋白血症、低LDL血症
中性脂肪トリグリセライド (TG)	30〜149mg/dL	脂肪肝、肥満症	甲状腺機能亢進症 アジソン病
総蛋白 (TP)	6.7〜8.3g/dL	多発性骨髄腫 脱水症	ネフローゼ症候群 肝硬変、栄養障害

＊NGSP＝国際標準値

(次ページに続く)

検査項目	基準値の範囲	高値（増加）疾患例	低値（現象）疾患例
アルブミン (Alb)	3.8〜5.2g/dL	脱水症	ネフローゼ症候群 肝硬変、栄養障害
血中アルブミン/ グロブリン比 (A/G)	1.1〜2.0	無γ-グロブリン血症	肝機能障害、 糸球体腎炎
総ビリルビン (TB)	0.2〜1.2mg/dL	肝炎、肝硬変、胆石症、黄疸	
AST (GOT)	10〜40U/L	急性肝炎、慢性肝炎、肝硬変、 心筋梗塞	
ALT (GPT)	5〜45U/L	急性肝炎、慢性肝炎、 アルコール性肝炎	
アルカリフォスファターゼ (ALP)	100〜325U/L	急性肝炎、慢性肝炎、骨軟化症	
γ-GT (γ-GTP)	男：80U/L以下 女：30U/L以下	アルコール性肝炎、 閉塞性黄疸、肝硬変	
乳酸脱水素酵素LD (LDH)	120〜240U/L	急性肝炎、悪性腫瘍、 悪性貧血、心筋梗塞	
コリンエステラーゼ (ChE)	男：234〜493U/L 女：200〜452U/L	脂肪肝、ネフローゼ症候群	肝硬変、悪性腫瘍
ロイシンアミノペプチダーゼ (LAP)	男：45〜81U/L 女：37〜61U/L	肝炎、胆石、胆管炎	
尿素窒素 (BUN)	8.0〜20.0mg/dL	腎機能障害、脱水症、 閉塞性尿路疾患	急性肝不全
クレアチニン (CRE)	男：0.61〜1.04mg/dL 女：0.47〜0.79mg/dL	腎不全、尿毒症、 うっ血性心不全	筋ジストロフィー、 尿崩症
尿酸 (UA)	男：3.8〜7.0mg/dL 女：2.5〜7.0mg/dL	痛風、腎不全、 心不全、白血病	キサンチン尿症
クレアチンキナーゼCK (CPK)	男：60〜270U/L 女：40〜150U/L	心筋梗塞、 筋ジストロフィー	甲状腺機能亢進症、 シェーグレン症候群
C反応性蛋白 (CRP)	0.30mg/dL以下	感染症、関節リウマチ、 悪性腫瘍	

出典（基準値の範囲）：株式会社LSIメディエンス
http://data.medience.co.jp/compendium/top.asp

　最近では、処方箋に臨床検査値が記載されているケースも目にするようになってきました。臨床検査値は、薬物治療の効果の判断や薬物投与量の判断に必要不可欠です。

　今後は薬剤師の職能として、臨床検査値を把握することで医師へ処方提案を行うなど、より一層薬物治療に積極的に関わっていくことが求められるでしょう。

高血圧

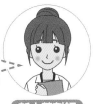

高血圧も糖尿病と同じく、薬局でよく見かけますね。

そうですね。長期で服用するため、アドヒアランスを維持するために、薬剤師が服薬指導でできることは多いです。

高血圧

高血圧は、脳心血管疾患（脳卒中、心疾患）や慢性腎臓病の危険因子です。

血圧が120/80mmHgを超えると、脳心血管疾患などの罹患リスク、死亡リスクは高くなります。以下に「成人における血圧値の分類」を示しました。

分類	診察室血圧（mmHg）			家庭血圧（mmHg）		
	収縮期血圧		拡張期血圧	収縮期血圧		拡張期血圧
正常血圧	<120	かつ	<80	<115	かつ	<75
正常高値血圧	120-129	かつ	<80	115-124	かつ	<75
高値血圧	130-139	かつ／または	80-89	125-134	かつ／または	75-84
Ⅰ度高血圧	140-159	かつ／または	90-99	135-144	かつ／または	85-89
Ⅱ度高血圧	160-179	かつ／または	100-109	145-159	かつ／または	90-99
Ⅲ度高血圧	≧180	かつ／または	≧110	≧160	かつ／または	≧100
（孤立性）収縮期高血圧	≧140	かつ	<90	≧135	かつ	<85

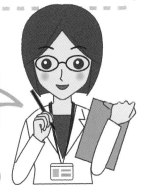

高血圧治療の目標は、脳心血管疾患の発症・進展・再発を抑制することと、それによる死亡を減少させることです。

高血圧の薬物療法①

高血圧治療には薬物療法と非薬物療法があります。以下に、薬物療法に使われる主な降圧薬5種（Ca拮抗薬、ARB、ACE阻害薬、利尿薬、β遮断薬）とその特徴を列記します。

●Ca拮抗薬

Ca拮抗薬は細胞膜上のCaチャネルに結合し、細胞内へのCaイオンの流入を阻害することで、冠血管や末梢血管を拡張させ、降圧作用を発揮します。

注意点として、グレープフルーツジュースに含まれるフラノクマリン類が小腸上皮細胞に存在するCYP3A4を不可逆的に阻害するため、Ca拮抗薬の代謝が阻害され作用が強く出たり、副作用のリスクが増大する可能性があります。

このため、Ca拮抗薬服用中は**グレープフルーツジュースを控えるよう指導**する必要があります。

●ARB

ARBはアンジオテンシンⅡタイプ1(AT1)受容体に結合し、アンジオテンシンⅡによる血管収縮、体液貯留、交感神経活性を抑制することで降圧作用を発揮します。

心臓や腎臓などの臓器保護作用も報告されています。

●ACE阻害薬

血圧上昇因子の一つである、アンジオテンシンⅡの合成を阻害することで降圧効果を発揮します。

注意点としては、アンジオテンシンⅡの合成阻害と同時にブラジキニンの分解も抑制するため、ブラジキニンの作用増強による空咳が起こることがあります。

よって、ACE阻害薬が処方された際は**空咳の副作用について説明**し、服用中も定期的に副作用の有無を確認する必要があります。

●利尿薬

利尿薬は、尿として水分を体外に排泄することで血圧を下げます。以下の種類があります。

・サイアザイド系利尿薬
遠位尿細管に作用してNaClの再吸収を抑制して利尿効果を発揮
・ループ利尿薬
ヘンレ係蹄上行脚に作用してNaClの再吸収を抑制し、利尿効果を発揮
・カリウム保持性利尿薬
遠位尿細管におけるアルドステロン拮抗作用によりナトリウム排泄を促進、カリウム排泄を抑制することで利尿効果を発揮

●β遮断薬

β遮断薬は心筋 β_1 受容体遮断による心拍数減少、心収縮力抑制による心拍出量低下、腎臓でのレニン産生抑制、中枢での交感神経抑制作用などにより降圧効果を発揮します。

気管支喘息の患者さんには喘息症状を誘発・悪化させる恐れがあるため禁忌となっています。

高血圧の薬物療法②

　高血圧の薬物療法では、単剤で効果が不十分な場合には、複数の降圧薬を併用する併用療法が行われます。

　異なる種類の降圧薬の併用は、同一薬の倍量よりも降圧効果が大きいとされています。

　降圧薬2剤の併用としては、右図のような組み合わせが推奨されています。

　2剤で十分な降圧が得られない場合には、ARB/ACE阻害薬＋Ca拮抗薬＋利尿薬の3種類の併用が推奨されています。

　また、ARB＋Ca拮抗薬、ARB＋利尿薬の2剤配合剤やARB＋Ca拮抗薬＋利尿薬の3剤配合剤もあり、これらの配合剤を使用すると服用錠数を減らすことができるため、アドヒアランスの向上が期待できます。

▼降圧薬2剤の併用

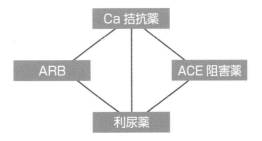

出典:『高血圧治療ガイドライン2019』(日本高血圧学会／2019年) P.79より抜粋

配合剤は、単剤それぞれの薬価の合計よりも安価に設定されているため、患者さんへの経済的負担も軽減されます。

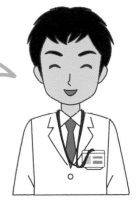

薬局長

高血圧の非薬物療法

高血圧治療の非薬物療法では、食事療法や運動療法などの生活習慣の改善が重要です。

生活習慣の改善は、それ自体で血圧を下げるのに有効で、薬物療法を行っている患者さんにとっても非常に効果的です。

以下に生活習慣の改善項目を列記します。

● **食塩制限**
食塩の過剰摂取が血圧の上昇と関連するため、6g/日未満を減塩の目標とします。

● **栄養素と食事**
ナトリウムの血圧上昇作用に対して拮抗的に作用するカリウムを多く含む、野菜や果物の摂取により降圧効果が期待できます。

また、多価不飽和脂肪酸や低脂肪乳製品を積極的に摂取し、飽和脂肪酸やコレステロールの摂取を控えることも有効です。

● **適正体重の維持**
肥満は高血圧発症の危険因子です。
適正体重を維持するために、BMI（体重[kg]÷身長[m]^2）：25未満を目標にします。

● **運動療法**
スロージョギングやランニングのような有酸素運動が血圧降下に有効です。

軽強度の有酸素運動を毎日30分、または180分/週以上行うことが推奨されます。

● **節酒**
飲酒習慣は血圧上昇の原因となり、大量の飲酒は高血圧、脳卒中、がんなど種々の病気の原因になります。エタノール量として、下記の基準に制限します。

> 男性：20～30mL/日以下
> 女性：10～20mL/日以下

● **禁煙**
喫煙は脳心血管疾患のリスクとなります。高血圧との関係性も認められています。

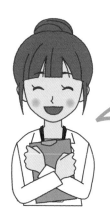

血圧コントロールが良好でも、降圧剤の服用をやめないようにサポートすることが大切ですね！

新人薬剤師

家庭での血圧測定

　高血圧は患者の診察室血圧と家庭血圧のレベルにより診断されます。

　両者間に差がある場合は、より臨床的価値の高い家庭血圧による高血圧診断が優先されます(高血圧治療ガイドライン2019)。

　よって、家庭での血圧測定は高血圧の診断や治療にとって非常に重要です。

▼家庭用血圧計の例

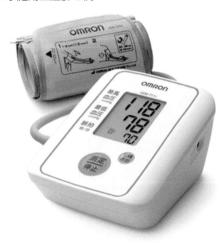

服薬指導のポイント

　高血圧の患者さんへの服薬指導のポイントは以下のとおりです。

● 降圧剤の服薬意義を説明します。
　POINT：高血圧による脳心血管疾患などのリスクを回避!

● 降圧剤服用で、血圧低下による副作用発現の可能性を伝えます。
　POINT：ふらつきや立ちくらみなどに注意!

● 家庭での血圧測定を推奨します。
　POINT：家庭血圧の測定は、降圧剤の効果や長期の血圧変動の評価に役立ち、臨床的価値が高い!

● 食事療法、運動療法、肥満解消が血圧降下に有効であることを意識づけます。
　POINT：減塩(1日6g未満)、有酸素運動(毎日30分または180分/週)、減量(BMI：25未満)!

▼使えるフレーズ

・血圧が安定しているのは、毎日きちんとお薬を飲まれているからですね!
(きちんと服薬していることを褒め、そのために血圧が安定していると理解してもらう)

脂質異常症

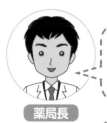
薬局長

脂質異常症では、動脈硬化の進行を遅らせ、血管イベントの発生・再発を防ぐことが治療の目標です。

治療には、アドヒアランスの維持が重要ですね。

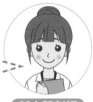
新人薬剤師

脂質異常症

脂質異常症は、高LDL-コレステロール血症、高トリグリセライド血症、低HDL-コレステロール血症など、血清中脂質の異常をきたす生活習慣病で、動脈硬化の危険因子です。以下に脂質異常症の診断基準（空腹時採血）を示しました。

▼脂質異常症の診断基準（空腹時採血）

LDL-コレステロール	140mg/dL 以上	高LDL-コレステロール血症
	120〜130mg/dL	境界域高LDL-コレステロール血症
HDL-コレステロール	40mg/dL 未満	低HDL-コレステロール血症
トリグリセライド	150mg/dL 以上	高トリグリセライド血症

服薬指導のポイント

脂質異常症の患者さんへの服薬指導のポイントは以下のとおりです。

● 脂質異常症による動脈硬化、冠動脈疾患などのリスクについて確認します。
　POINT：脂質異常症と冠動脈疾患には密接な関係がある！

● まずは生活習慣の改善が基本です。
　POINT：食生活改善（過食NG、食塩・アルコールは控える、肉・乳製品など⇩、魚類・大豆製品・野菜など⇧）、有酸素運動、禁煙！
● HMG-CoA還元酵素阻害剤、フィブラート系薬剤による副作用の初期症状を説明します。
　POINT：筋肉痛や腕などのだるさが出たら、横紋筋融解症の初期症状の可能性！

気管支喘息

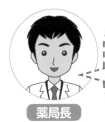

薬局長

治療には吸入ステロイドを用いることが多いですが、
ステロイドに拒否感を抱く患者さんは多いです。

そのような患者さんには、丁寧な説明が必要ですね。

新人薬剤師

気管支喘息

気管支喘息は、発作的に起こる気道狭窄によって喘鳴、呼気延長、呼吸困難を繰り返す疾患で、自然ないし治療により軽快、消失しますが、ごくまれに致死的となることもあります。

気道の炎症が持続すると、気道障害とそれに続く気道構造の変化(リモデリング)を引き起こし、非可逆的な気流制限をもたらして気道過敏性を亢進させてしまいます。

さらに、気道の慢性的な炎症が続くと、重篤な発作による窒息死である喘息死につながるおそれがあります。

吸入ステロイド薬が気管支喘息治療の中心

気管支喘息の薬物治療においては、喘息発作を起こさないようにコントロールし、非可逆的な気道リモデリングの進展を防ぐことが重要です。

そのため、気道の慢性炎症を抑えるための吸入ステロイド薬が薬物治療の中心となります。

吸入ステロイドは、全身性の副作用が少なく抗炎症作用を有しているため、安全かつ有効な薬剤であり、軽症から重症まで幅広く気管支喘息治療に用いられています。この吸入ステロイド薬の使用によって、喘息死のリスクを減少させることもできます。

吸入ステロイド薬は発作を予防するための薬で、発作時の症状を軽減させる薬ではないため、継続使用が非常に重要です。

副作用としては、口や喉に残った薬剤による口腔カンジダや嗄声などが起こることがあるため、吸入後には、うがいや飲料を飲んで口の中をゆすぐように指導する必要があります。

ケース7：喘息

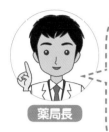

薬局長

それでは、ここで喘息患者の具体的事例を紹介します。この患者さんは、喘息で受診し、処方箋を持ってこられました。気管支拡張薬のテオフィリンと吸入薬のレルベアが処方されているようです。どんな点に注意して服薬指導すればよいのか考えてみましょう。

え～と……。吸入のしかたの指導でしょうか？

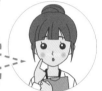

新人薬剤師

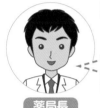

薬局長

そうですね！　でも、それだけではありませんよ。

喘息治療を始める患者さん

患者さん

真田 繁（50歳、男性）

Rp.

【般】エピナスチン塩酸塩錠20mg	1錠	
【般】モンテルカスト錠10mg	1錠	1日1回 就寝前 30日分
【般】テオフィリン徐放錠200mg(24時間)	1錠	1日1回 夕食後 30日分
レルベア200エリプタ30吸入用	1キット夜1回1吸入	

背景

　咳が続くので内科を受診、薬局へは初めて。喘息を指摘されたとのこと。初回質問票より、服用中の薬はなく、タバコを1日10本吸うとのこと。

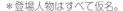

＊登場人物はすべて仮名。

テオフィリンと吸入薬がポイント

喘息患者さんへの服薬指導で、ポイントは2つあります。

●ポイント1：テオフィリン

テオフィリンは、ホスホジエステラーゼを阻害して、cAMPの分解を抑え気管支を拡張する作用と抗炎症作用があります。しかし、有効域と中毒域が近いため、副作用の発現に注意が必要です。

代表的な副作用に、消化器症状（悪心、嘔吐、腹痛など）、動悸、頻脈、頭痛があり、服薬指導の際にはこれらの副作用について情報提供します。

また、今回の患者さんのように喫煙者では、タバコの影響で、テオフィリンクリアランスが増大してテオフィリンの血中濃度を低下させます。

テオフィリンの効果が十分得られない場合は、喘息発作を起こす可能性がありますし、禁煙すると逆に副作用の発現の可能性が高くなるため、喫煙を医師に伝えているか、確認する必要があります。

患者さんは、喫煙は先生に伝えているとのことだったので、

「テオフィリン徐放錠は、気持ち悪くなったり動悸が起きることがあるので、もし、そのような症状が強く出るようなら、先生と相談してください」

「また、急に禁煙するとテオフィリンの効きがよくなりすぎて副作用が出やすくなるので注意してください」

とお伝えしました。

●ポイント2：吸入薬

レルベアは、ステロイド薬とβ₂刺激薬の配合剤で、喘息の発作が起きないようにコントロールする吸入薬であり、発作を速やかに軽減する薬ではありません。

そのため、咳が治まっているからといって自己判断で中止したり、咳が出ているときだけ吸入することなどがないように、しっかりと指導する必要があります。

患者さんには、

「喘息発作を予防する薬なので、咳が落ち着いてきても自己判断で中止せずに継続して吸入してください」

「口の中に薬が残ったままだと口内炎のような口腔カンジダ症になったり、声がしわがれたりするので、吸入後は忘れずにうがいをしてください」

と説明しました。

喫煙などの患者さんの生活情報の収集がとても大事であることがわかりました。

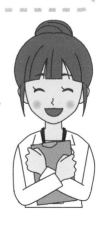

新人薬剤師

服薬指導のポイント

　喘息患者さんへの服薬指導のポイントをまとめました。

● 喘息発作を予防することの重要性を確認します。
　POINT：喘息は命にかかわる病気！

● 吸入薬の吸入操作を説明します。
　POINT：デモ器を用いて実際に吸入器の使い方を見てもらう！

● 発作を予防する長期管理薬であるステロイド吸入薬と発作治療薬であるβ₂刺激薬の違いを理解してもらいます。
　POINT：ステロイド吸入薬は継続することが重要！

● ステロイド吸入薬吸入後のうがいの必要性について説明します。
　POINT：うがいをしないと口腔カンジダ症や嗄声の可能性！

● テオフィリンに関しては、動悸などの副作用、および併用注意薬の説明、喫煙の有無の確認をします。
　POINT：喫煙はテオフィリンの作用を弱め、急な禁煙は副作用のリスクUP！

---

column

薬歴を書くために……

　薬剤師の中には服薬指導の際、薬歴の内容を充実させるために患者さんに多くの質問をする人がいます。

　ある薬剤師が患者さんに、服用中の薬の名前を聞いた際、あまり言いたくなさそうな患者さんが「どうしても伝えなければダメですか？」と答えると、その薬剤師は、「薬歴に書かなければいけないので教えてください」と返しているのを耳にしたことがあります。

　これはまさに本末転倒としかいいようがありません！　もちろん薬歴をしっかり書くことは非常に大切ですし、薬剤服用歴管理指導料を算定しているのであれば、必要事項をすべて記載する必要があります。

　薬歴をしっかり書こうという意識は素晴らしいのですが、そもそも薬歴とは、服薬指導において把握した患者さんの状態や服薬状況、提供した薬物治療に必要な情報の内容を記録し、今後のより良い治療へとつなげていくためのものです。

　服薬指導の意義を理解し、服薬指導のレベルが上がれば、おのずと素晴らしい薬歴は記載できているはずです。くれぐれも、「薬歴を書くために……」などと考えないでください。

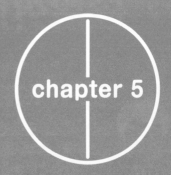

chapter 5

皮膚外用薬の
服薬指導

皮膚外用薬のポイントとなる「塗る量」「塗り方」と、ステロイド外用薬の
正しい知識について学んでいきたいと思います。

皮膚外用薬の服薬指導の ポイント

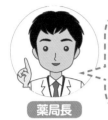

薬局長

ここからは皮膚外用薬に絞って服薬指導のポイントを説明します。皮膚外用薬の服薬指導で特に注意すべきことは何でしょう？

新人薬剤師

ええーと……。塗り方ですか？

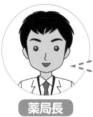

薬局長

そうですね。塗り方や塗る量の情報提供は重要です。加えて、センシティブな疾患の場合、プライバシーに配慮することも忘れずに。

✚ 外用薬が中心

皮膚科の薬は、外用薬が中心となります。特に、外用薬の塗り方や塗る量は治療効果に直結するため、服薬指導の重要なポイントです。

塗り方はシワに沿って塗ると効果的で、塗る量はFTU＊（次項で詳述します）を目安にするとよいでしょう。

また、剤形ごとに使用感が異なります。使用感やその特徴についても説明しておくと、アドヒアランスの向上につながります。

- □ 軟膏　　　：ベタつくが、保湿力が高い。
- □ クリーム　：軟膏に比べて伸びがよいが、水で流れやすい。
- □ ローション：使用感がよく即効性に優れるが、持続時間が短い。

患者さんが塗り方や塗る量を知らずに、適当に塗ってしまったために十分な効果を得られないケースが多くあります。

そのため、外用薬による治療においては正しい情報提供が非常に重要です。

＊FTU　Finger Tip Unitの略。約0.5gの量。

服薬指導時の心得

皮膚疾患は、患者さんの目で症状を確認しやすいため、良くなったと思い薬剤の使用をやめてしまうなど、アドヒアランスが不良になることがあります。

疾患によっては、良くなったように見えても治療が必要なことがあるので、薬剤の使用を継続するように導くことが重要です。

また、水虫やデリケートな部位の疾患などでは、患者さんのプライバシーに配慮をしなければならないケースも多々あるため、服薬指導の際には注意が必要です（☞ p.31 参照）。

FTU（フィンガーティップユニット）

皮膚外用薬の塗布量の目安として、FTUがよく知られています。

外用薬のチューブでは、**成人の人差し指の先端から第一関節までの長さを押し出した量**が1FTUで、約0.5gに相当する量です。

外用薬のツボの場合には、**人差し指の先端から第一関節までの1/2の長さまですくった量**が1FTUに相当し、ローションでは、**1円玉大に出した量**が1FTUに相当します。

1FTUで塗ることのできる範囲は、成人の手のひら約2枚分＊です。

特に医師の指示がなければFTUを目安に塗るように指導しましょう。

ただし、処方医の期待どおりの治療効果を実現するためにも、可能な場合は処方医に塗布量の考え方などを確認しておくことをおすすめします。

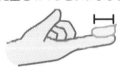

成人の人差し指の先端から1つ目の関節まで出した量を1FTUといいます。

人差し指の先端から
1つ目の関節まで

人差し指の先端から1つ目の関節の1/2の長さまですくった量が約0.5gです。

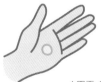

1円玉くらいの量が約0.5gです。

1円玉ぐらい

1FTUで、成人の手の
ひらの面積約2枚分に
塗ることができます。

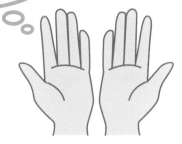

＊**約2枚分**　チューブの口径などによって多少異なる。

▼外用薬の使用量(FTU)の目安(1FTU＝約0.5g)

	顔＋首	片腕＋片手	片脚＋片足	体幹(胸＋腹)	体幹(背＋臀部)
成人	2.5	3+1	6+2	7	7
3～6ヵ月	1	1	1.5	1	1.5
1～2歳	1.5	1.5	2	2	3
3～5歳	1.5	2	3	3	3.5
6～10歳	2	2.5	4.5	3.5	5

column

処方薬とOTC医薬品

　シミや肝斑(かんぱん)の治療で皮膚科を受診した人に、トラネキサム酸(トランサミン錠など)がビタミン剤(シナール配合錠など)と共に処方されることがあります。

　このような場合、「トラネキサム酸が入っている市販のかぜ薬を併用しないでください」と、服薬指導の際に患者さんに一言添えるのを忘れないでください。

　OTC医薬品(以下OTC)のかぜ薬の中には、喉の痛みや腫れを抑える目的でトラネキサム酸が含まれているものがあります。例えば、ベンザブロックS(武田コンシューマーヘルスケア株式会社)やルルアタックEX(第一三共ヘルスケア株式会社)などにトラネキサム酸が含まれています。

　シミ治療でトラネキサム酸を服用している方が、これらのOTCのかぜ薬を服用してしまうと、トラネキサム酸の過剰摂取につながります。そのため、患者さんがOTCのかぜ薬を購入することを想定して、成分表示でトラネキサム酸が入っていないものを選ぶか、ドラッグストアの薬剤師さんや登録販売者さんに「トラネキサム酸を服用している」旨を伝え、購入するOTCの相談をするようにアドバイスしましょう。

　OTCは患者さんが手軽に購入できるメリットがありますが、医師から処方されて服用している薬と成分が重複したり、治療中の疾患に禁忌である成分が入っていることがあります。

　薬局薬剤師としては、服薬指導の際には患者さんのOTCの使用状況や相互作用についても常に注意を払うことが必要です。

ステロイド外用薬

ステロイドって、悪い印象を持っていて使わないでそのまま……なんて患者さんがいますね。

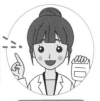

新人薬剤師

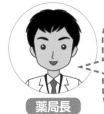

薬局長

そうなんです。ステロイドは正しく使えば非常に有用な薬。だから、服薬指導で患者さんに正しく理解してもらうことが重要なんです。

副作用について正しい情報提供を

ステロイド外用薬は、副作用の問題などから良い印象を持っていない患者さんは少なくありません。

しかし、ステロイド外用薬では全身性の副作用は非常に少なく、局所性の副作用としては下記のようなものがあるものの、皮膚萎縮以外の副作用のほとんどは一過性で、使用頻度を減らすなどにより軽減することができます。

▼ステロイド外用薬の主な副作用

> 皮膚萎縮（皮膚が薄くなる）、多毛、毛細血管拡張、ステロイド紅潮、ステロイドざ瘡（ニキビができる）、細菌・真菌・ウイルス性皮膚感染症

また、よく患者さんが心配される副作用に「皮膚が黒くなる」「日光に当たってはいけない」などがありますが、これらはステロイド外用薬の直接の副作用ではありません。

前者は、炎症が治まったあとに見られる色素沈着などのことで、ステロイド外用薬とは直接関係はありません。後者についても、ステロイド外用薬の長期使用による皮膚萎縮によって、紫外線に対する防御機能が低下する可能性はありますが、副作用として光線過敏症＊は報告されていません。

ステロイド外用薬の服薬指導では、以上のような副作用の正しい情報を提供し、治療にステロイド外用薬が必要であることを理解してもらうことが、アドヒアランスの向上につながります。

＊光線過敏症　日光に対して皮膚が過剰に反応する病態。

ステロイド外用薬のランク

　ステロイド外用薬は、最も強いStrongestか
ら最も弱いweakの5段階で分類されています。
おさらいしておきましょう。

▼ステロイド外用薬のランク

ランク	濃度	一般名	代表的な製品名
Ⅰ群 Strongest	0.05% 0.05%	クロベタゾールプロピオン酸エステル ジフロラゾン酢酸エステル	デルモベート ジフラール ダイアコート
Ⅱ群 Very strong	0.1% 0.05% 0.05% 0.064% 0.05% 0.1% 0.1% 0.1%	モメタゾンフランカルボン酸エステル 酪酸プロピオン酸ベタメタゾン フルオシノニド ベタメタゾンジプロピオン酸エステル ジフルプレドナート アムシノニド 吉草酸ジフルコルトロン 酪酸プロピオン酸ヒドロコルチゾン	フルメタ アンテベート トプシム リンデロンDP マイザー ビスダーム テクスメテン ネリゾナ パンデル
Ⅲ群 Strong	0.3% 0.1% 0.12% 0.1% 0.12% 0.025%	デプロドンプロピオン酸エステル プロピオン酸デキサメタゾン デキサメタゾン吉草酸エステル ハルシノニド ベタメタゾン吉草酸エステル フルオシノロンアセトニド	エクラー メサデルム ボアラ アドコルチン ベトネベート リンデロンV フルコート
Ⅳ群 Medium	0.3% 0.1% 0.1% 0.05% 0.1% 0.1%	吉草酸酢酸プレドニゾロン トリアムシノロンアセトニド アルクロメタゾンプロピオン酸エステル クロベタゾン酪酸エステル ヒドロコルチゾン酪酸エステル デキサメタゾン	リドメックス レダコート アルメタ キンダベート ロコイド グリメサゾン オイラゾン
Ⅴ群 Weak	0.5%	プレドニゾロン	プレドニゾロン

出典：「アトピー性皮膚炎診療ガイドライン2018」(日本皮膚科学会ほか)、一部改変

ケース8：水虫の患者さんへの服薬指導

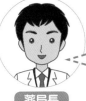

薬局長

では実際に事例を見てみましょう。
まずは水虫の患者さんです。

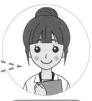

新人薬剤師

オープンスペースでの服薬指導は避けたほうがよさそうですね。

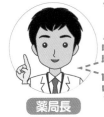

薬局長

はい。患者さんのプライバシーへの配慮は決して忘れてはいけません。

水虫の患者さん

患者さん

北条 康子（45歳、女性）

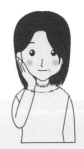

Rp.

ラミシールクリーム　　10g　　1日1回　足に塗布

背景

　皮膚科の処方箋を持って来局。いままで何度か内科の処方などで来局歴あり。初回質問票の患者情報欄には「説明のときはほかの人に聞こえないよう、配慮してほしい」との記載があり。

＊登場人物はすべて仮名。

患者さんのプライバシーに配慮する

皮膚科を受診された患者さんの中には、水虫などの「あまり人に知られたくない」と思うような疾患の方も多くいらっしゃいます。

そのような患者さんへの服薬指導時には、患者さんのプライバシーに配慮することを忘れてはいけません。

いつもと同じ声の大きさで「今日は水虫で受診されたんですか?」などと話してしまうと、周りにいる患者さんに聞こえる可能性があり、最悪の場合、クレームに発展するおそれがあります。

今回のケースでは、過去の薬歴より「この患者さんがプライバシーに関して敏感な方」との情報が得られていました。そこで、薬剤情報提供文書のラミシールクリームの説明欄を見せながら、

「(水虫と記載してあるところを指して)今日はこのような疾患ですか?」

と、疾患名を声に出さずに閉じた質問をしました。

事前情報がない場合や、患者さん自ら「水虫になってしまって……」と通常の声の大きさで話してくださる場合でも、基本的には「小声で周囲に聞こえないようにする」「薬剤情報提供文書の説明欄を利用して、視覚的に説明する」などの配慮をしましょう。

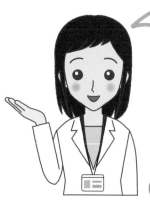

患部がデリケートな患者さんへの服薬指導は、声の大きさに注意しましょう。

先輩薬剤師

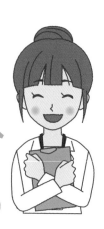

疾患名は「声を出さずに指差しで」は、すぐに使えそうなテクニックですね!

新人薬剤師

ケース９：ステロイド外用薬の服薬指導

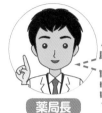
薬局長

ステロイド外用薬の副作用を心配している患者さんのケースはどうでしょう？

「副作用を心配するあまり使わない」なんてことがあると困りますね。

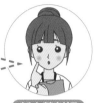
新人薬剤師

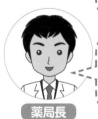
薬局長

このような患者さんには、薬の必要性と共に、副作用について正しく理解してもらうことが重要です！

ステロイド外用薬を嫌がる患者さん

患者さん

上杉 景子(35歳、女性)

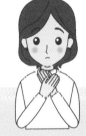

Rp.

アンテベートクリーム　5g　1日2回　虫刺されに塗布

背景

　虫刺されのため皮膚科を受診。症状は、赤く腫れていてかゆみが強いと訴えている。
服薬指導の際、患者さんより「この薬はステロイドですか？」「ステロイドは副作用が怖いので使いたくないんですが……」との訴えあり。過去にステロイド外用薬による副作用の経験はない。

＊登場人物はすべて仮名。

ステロイド外用薬の正しい情報を伝える

ステロイド外用薬の服薬指導では、患者さんに「この薬はステロイドですか?」「ステロイドは怖くて使いたくないのですが……」と言われることはよくあります。

このような患者さんは、ステロイドとその副作用について「世間一般で広く持たれているイメージ」や「インターネットなどの情報」に影響されて良いイメージを持っていないことが多いと思われます。

P.89でも説明したように、ステロイド外用薬の直接の副作用で「光線過敏症」や「色素沈着」はありません。

今回のように、ステロイド外用薬に拒否感を示している患者さんには、

「世間的にはステロイドは良いイメージがないですよね」

と共感を示しながら、

「ただ、皆さんがよく心配されている、皮膚が黒くなったり、日光に当たってはいけないというのは、ステロイド外用薬が直接悪いわけではないんです。実は〜」

などと、ステロイド外用薬の副作用についての正しい情報をお伝えしましょう。

ここでのポイントは**共感を示す**ことです。拒否感を抱いている患者さんの意見を頭から否定してしまうと、そのあとの正しい説明を受け入れてくれなくなってしまうおそれがあります。

疾患を治すためには、「ステロイド外用薬の使用が必要なこと」「用法用量を守り正しく使用すれば副作用の心配はほとんどないこと」を患者さんに理解してもらうことが何よりも大切です。

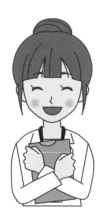

患者さんと良好な関係を築き、説明を聞いてもらえるよう、「共感」のコミュニケーションスキルを実践しているんですね。

新人薬剤師

ケース10：塗り方の説明

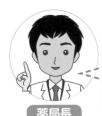
薬局長

皮膚科の最後のケースは、前回処方薬の効果がイマイチで、再受診・再来局したケースです。薬学的な見地から何を疑えばよいかわかりますか？

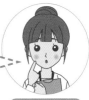
新人薬剤師

うーん……。よくわかりません。

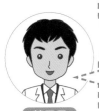
薬局長

使い方も効果を左右する要因です。どのように使っているのかを確認し、適切な使い方を丁寧に説明しましょう。

保湿剤の効果がイマイチな小児患者

患者さん

武田 勝（4歳、男児、体重17kg）
母：晴美（30歳）

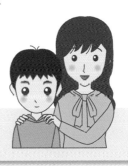

Rp.

ヒルドイドソフト軟膏　　200g　　1日数回　全身に塗布

背景

乾燥肌のため皮膚科を継続して受診中。前回、前々回と同じ保湿剤が処方されている。
　お風呂上がりには必ず、量もしっかり塗っているとのことだが、あまり効果を実感できていないようである。

＊登場人物はすべて仮名。

外用薬の塗り方をアドバイス

軟膏などの皮膚外用薬は、塗り方が治療効果に影響を及ぼします。

小児に処方される保湿剤などは、皮膚の保湿とバリア機能を高めるためにも、量をしっかり塗るように指導すると共に、塗り方も指導するとよいでしょう。

塗る量は、FTU(☞ p.87参照)を目安に塗布します。

今回のケースでは、母親が小児に保湿剤を塗る際、量はしっかりと塗っているが、塗り広げるだけだったため、効果をあまり実感できていないようです。

このようなときには、より外用薬の効果が出やすい塗り方をアドバイスしてみましょう。

「シワの方向に塗ると塗りムラが少なくなるため、同じ薬剤の量でも効果的です」

4週間後……。

再受診され、同じ保湿剤が処方された際、小児患者のお母さんより「塗り方を変えたら乾燥がだいぶ良くなりました!」と、効果が出ている旨を聞くことができました。

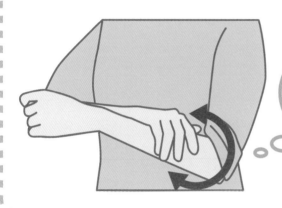

手のひらで優しく丁寧に、擦り込まないようにして乗せるように塗り広げます。身体のシワ(皮溝)に沿って塗ると、ムラなく塗ることができます。

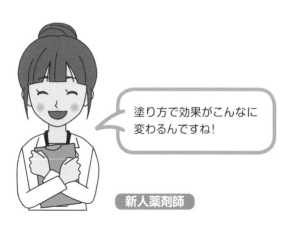

塗り方で効果がこんなに変わるんですね!

新人薬剤師

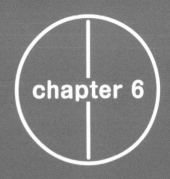

chapter 6

精神科

··

この章では、主な精神科疾患の概要と治療薬を確認し、
それぞれの疾患における服薬指導のポイントを
押さえていきたいと思います。

精神科患者さんへの ポイント

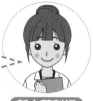

精神科疾患の患者さんには、言葉の言い回しなどにすごく気をつかってしまいます……。

新人薬剤師

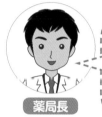

薬局長

そう、言葉遣いなどには注意が必要ですね。
加えて、精神科疾患の患者さんへの服薬指導では、傾聴や共感などのコミュニケーションスキルがとても重要です。

患者さんごとの背景を考慮する

　精神科疾患の患者さんの背景は、患者さんごとに様々です。

　したがって、服薬指導で患者さんの背景を考慮するためにも、患者さんの話を傾聴（☞ p.32参照）することが非常に重要です。

　また、「疾患を受け入れられないなどの認識の問題」や「病識の欠如」、「依存性や副作用といった治療への不安」などによって、薬物治療への抵抗感が生じることもあるため、患者さんとの信頼関係を構築し、問題や不安に寄り添うという「治療をサポートしていく姿勢」が必要です。

主な精神科疾患

精神科疾患には下表のようなものがあります。　主なものを次項以降で取り上げます。

疾患	特徴
統合失調症	陽性症状と陰性症状が見られる
気分障害	うつ病と双極性障害に大別される
認知症	アルツハイマー型やレビー小体型などがある
不安障害	パニック障害、強迫性障害、ヒステリー神経症など
睡眠障害	睡眠が量的、質的に障害された状態（不眠や過眠）
発達障害	児童期に発症する脳の機能障害 自閉症、アスペルガー症候群、注意欠陥・多動性障害（ADHD）など

統合失調症

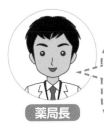

薬局長

統合失調症の病態の基礎知識と治療薬の特徴、服薬指導のポイントについて見ていきましょう。

患者さん個々に合わせた、より丁寧なコミュニケーションがポイントですね！

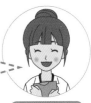

新人薬剤師

 ## 統合失調症の概要

統合失調症は、約100人に1人がかかる頻度の高い病気です。原因ははっきりわかっていませんが、1つに起因するものではなく、遺伝、脳、気質・性格やストレス（環境、ライフイベント、病気）などの複数の要因が重なって発症に影響していると考えられています（ストレス・脆弱性モデル）。

特徴的な症状には、妄想、幻覚、異常行動などの陽性症状と、感情平板化、意欲欠如などの陰性症状、日常生活に困難をもたらす認知機能障害があります。

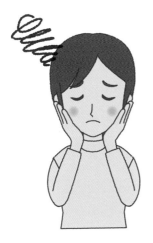

● 陽性症状

幻覚：本来あるはずのないものが見えたり、聞こえたりする。

妄想：現実ではありえないことを信じ込む。

異常行動：突然大声で叫ぶなど極度な興奮、無意味な発語を繰り返したり、奇妙な行動をとったりする。

● 陰性症状

感情平板化：喜怒哀楽の表現が乏しくなる。

意欲の欠如：意欲が低下し、長続きしない。周囲への興味・関心がなくなる。

● 認知機能障害

記憶、思考、理解、計算、学習、言語、判断などに障害が起こり、日常生活に支障が生じる。

統合失調症の治療

　治療の目標は、陽性症状、陰性症状などを改善して社会生活に適応できるようにすることです。

　治療の中心は薬物療法です。このほか精神療法、身体療法、生活療法などが行われます。

●薬物療法の種類

　薬物療法は、以前より定型抗精神病薬（第一世代抗精神病薬）が用いられてきましたが、多剤大量療法による錐体外路症状＊などの副作用が問題でした。

　最近では、錐体外路症状が少ない非定型抗精神病薬（第二世代抗精神病薬）の単剤ないし2剤程度の投与が主流となっています。

　非定型抗精神病薬には、リスペリドン、オランザピン、アリピプラゾールなどがあります。

分類	主な抗精神病薬（一般名）
定型抗精神病薬	ハロペリドール（セレネース）、クロルプロマジン（コントミン）、レボメプロマジン（レボトミン）など
非定型抗精神病薬	リスペリドン（リスパダール）、オランザピン（ジプレキサ）、クロザピン（クロザリル）、アリピプラゾール（エビリファイ）など

非定型抗精神病薬の特徴

　主な非定型抗精神病薬としてリスペリドン、オランザピン、アリピプラゾールについて説明します。

●リスペリドンとオランザピン

　リスペリドンとオランザピンはセロトニン・ドパミン遮断薬と呼ばれる種類の薬です。神経伝達物質であるセロトニンやドパミンの受容体を遮断する作用があります。

　リスペリドンでは、**服用初期に起立性低血圧によるめまい、立ちくらみが起こることがあるため、患者さんに伝えておく必要があります。**

　このほか、女性では高プロラクチン血症を引き起こし、生理不順や乳汁分泌を促すことがあります。

　オランザピンでは、糖尿病性ケトアシドーシスや糖尿病性昏睡などの致死的な副作用が報告されているため、糖尿病患者さんへの投与は禁忌です。副作用として体重増加があります。体重の増加傾向が認められれば、医師に報告するよう指導します。

＊**錐体外路症状**　脳内の黒質線条体系におけるドパミン受容体の遮断作用によって引き起こされる副作用。振戦、筋固縮、無動などが見られる。

●アリピプラゾール

アリピプラゾールは、ドパミン受容体部分作動薬と呼ばれる種類の薬です。ドパミンが過剰なときは抑制、不足のときは刺激する作用があります。糖尿病性ケトアシドーシスや糖尿病性昏睡などの致死的な副作用が報告されています。

糖尿病を疑う症状（口渇、水を大量に飲むなど）を認めた場合には、医師に報告するよう指導します。

服薬指導のポイント

統合失調症の服薬指導のポイントを以下に示します。

●患者さんの話をよく聞く

患者さんの話をよく聞くのは当然ですが、統合失調症では、前述した疾患特有の精神症状が見られるため、通常以上に丁寧なコミュニケーションが求められます。重要なのが、chapter2でも解説した傾聴です（☞ p.32参照）。

POINT：心に余裕を持って患者さんの話を傾聴し、気持ちに寄り添い、共感する！

●言葉遣いに注意

これも疾患特有の精神症状に由来する注意点です。陽性症状出現時には、特にセンシティブなことがあり、薬に対する不安や誤解を生じないよう、説明は慎重に行います。理解しているかをうかがいながら、患者のペースに合わせて説明します。

POINT：薬に対する不安が生じないよう、慎重に言葉を選ぶ！

●薬剤情報提供文書の内容に注意

時にプラセボ（偽薬）を処方することがあります。 この場合、薬剤情報提供文書をそのまま渡してしまうと、患者さんの認識と齟齬を生じることがあります。医師が患者さんにどのように伝えているのかを確認する必要があります。

POINT：プラセボが処方されているときには、処方医に患者さんへの指示内容を確認！

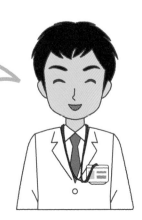

非定型抗精神病薬は、認知機能を改善することにより、生活の質（QOL）の向上が期待されています。

薬局長

気分障害（うつ病、双極性障害）

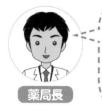

薬局長

安易な励ましはNGです。
また、疾患や治療薬の特徴から服薬アドヒアランスをサポートすることも重要です。

「頑張ってください」などは言ってはいけないんですよね。

新人薬剤師

 ## うつ病と双極性障害の概要

●うつ病

　うつ病とは、環境の変化や日常的なストレスが重なって生じる、不安や憂うつな気分などの抑うつ状態が回復せず、日常生活に支障をきたしてしまう病気で、重症になると希死念慮（自殺を考えること）を生じることもあります。

　発症のメカニズムは十分に解明されていませんが、脳内のセロトニンやノルアドレナリン神経系などの働きが関与していると考えられています。

●双極性障害

　双極性障害とは、うつ病と同じようなうつ状態に加え、うつ状態とは対極となる躁状態、または軽躁状態も現れ、これを繰り返す病気です。躁状態がある場合を双極Ⅰ型障害、軽躁状態だけの場合を双極Ⅱ型障害といいます。

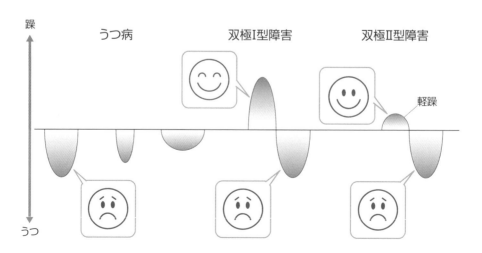

うつ病の治療薬

治療薬には、三環系、四環系、選択的セロトニン再取り込み阻害薬(SSRI)、セロトニン・ノルアドレナリン再取り込み阻害薬(SNRI)、セロトニン作動性抗うつ薬などの抗うつ薬があります。

現在はSSRIやSNRIが主流です。このほか、症状に応じて抗不安薬(☞p.108参照)や睡眠薬(☞p.108参照)などを用います。

● **選択的セロトニン再取り込み阻害薬(SSRI)**

SSRIはシナプス間隙においてセロトニンの再取り込みを阻害することで、抗うつ効果を発揮します。代表的なSSRIにはパロキセチン(パキシル)があります。効果発現までに1～2週間と時間がかかるため、治療を受ける患者さんには**途中で中断しないよう指導**する必要があります。

また、三環系抗うつ薬に比べて抗コリン作用＊が少ないものの、副作用として口渇や便秘を起こすことがあります。

● **セロトニン・ノルアドレナリン再取り込み阻害薬(SNRI)**

SNRIはシナプス間隙においてセロトニンだけでなく、ノルアドレナリンの再取り込みも阻害することで抗うつ効果を発揮します。代表的なSNRIにはデュロキセチン(サインバルタ)があります。

副作用として肝機能障害、消化器障害(悪心、下痢、便秘など)を起こすことがあります。患者さんには**上記の副作用が起こることと、体調に変化(だるさ、黄疸、消化器症状)が認められた場合は、医師や薬剤師に伝えるよう指導**します。

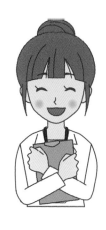

傾聴は、精神科疾患共通のポイントですね!

新人薬剤師

＊**抗コリン作用**　アセチルコリンがアセチルコリン受容体に結合するのを阻害する作用。眠気、口渇などがあらわれる。

双極性障害の治療薬

　双極性障害の治療薬には、気分安定薬である炭酸リチウム、抗てんかん薬であるバルプロ酸ナトリウム、カルバマゼピン、ラモトリギンなどがあります。

●炭酸リチウム（リーマス）
　躁病、双極性障害の躁症状に用います。作用機序は完全にはわかっていませんが、中枢神経に作用することで、感情の高まりを抑えて気分を安定化させると考えられています。副作用として精神症状（めまい、頭痛）、消化器症状（口渇、吐気、下痢）が現れ、まれに中毒症状を呈することがあります。**患者さんには症状の変化に留意するよう指導**します。

●バルプロ酸ナトリウム（デパケン、デパケンR）
　てんかんの全般発作にも用いられる薬です（第一選択薬）。デパケンRは徐放錠であるため、**噛まずに服用するよう指導**します。また、**便に白いカス状のものが見られることがあるため、患者さんに伝えて**おきます。

●カルバマゼピン（テグレトール）
　てんかんの部分発作にも用いられる薬です（第一選択薬）。眠気や集中力の低下が起こることがあり、**車の運転や危険を伴う機械の操作などは避けるように指導**します。

●ラモトリギン（ラミクタール）
　てんかんの部分発作、強直間代発作にも用いられます。中毒性表皮壊死症や、皮膚粘膜眼症候群などの重篤な副作用が起こることがあります。高熱や充血、口唇や陰部等の粘膜のただれなど、**ふだんと異なる症状が現れた場合には、ただちに医療機関を受診するよう指導**します。

服薬指導のポイント

　気分障害の服薬指導のポイントを以下に示します。

● 患者さんの話を傾聴します。
　POINT：患者さんの話を傾聴し、不安感などの背景を確認！

● 安易な励ましをしてはいけません。
　POINT：「頑張ってください」「大丈夫ですよ」はNGワード！

● 抗うつ薬は効果発現まで数日〜数週間、効果を実感できるまでに1〜2ヵ月かかることを伝えます。
　POINT：効果が出るまで時間がかかることを説明し、服薬継続をサポート！

● SSRIは服用初期に消化器症状の副作用が出やすいことを伝えます。
　POINT：飲み始めに嘔吐、吐き気といった副作用が出やすいが、1週間ほどで治まることが多いと説明！

認知症

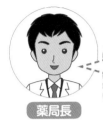

薬局長

認知症についてです。
残念ながら認知症の根本的な治療法はまだ存在しません。

病状の進行を抑えるのが薬物治療の役目ですね！

新人薬剤師

認知症の概要

　認知症とは、「いったん正常に発達した種々の精神機能が慢性的に減退・消失することで、日常生活・社会生活に支障をきたすようになった状態」をいいます。

　アルツハイマー型認知症が最も多く見られる認知症で、そのほかに**脳血管性認知症**や、記憶障害だけでなくパーキンソン病のような症状を併発する**レビー小体型認知症**などがあります。認知症患者の特徴的症状は下表のようになります。

▼認知症患者の特徴的な症状

基本症状	記銘・記憶力障害、日時・場所・人物の見当識障害、計算力の低下、知識の低下、理解力・判断力の低下
日常生活能力の障害	着脱衣行為の障害、食事摂食行為の障害、排尿・排便の障害（失禁）、入浴行為の障害、歩行の障害（寝たきり）
行動異常（問題行動）	徘徊、叫声、昼夜の区別不能、攻撃的行為、破衣行為、不潔行為、弄火行為、収集癖、わいせつ行為
精神症状	過食、異食、自傷、自殺企図、不眠、情動興奮、せん妄、抑うつ、躁状態、幻覚、妄想、人格変化
身体症状	運動障害、構語障害、嚥下障害、摂食障害

認知症の治療薬

　治療薬としては、コリンエステラーゼ阻害薬のドネペジル、ガランタミン、リバスチグミンやNMDA受容体拮抗薬のメマンチンがあります。

　ただし、これらの薬はあくまで対症療法として病状の進行を多少抑えるもので、根本的に治癒させる薬ではありません。

　また、認知症の周辺症状に対しては抗精神病薬や抗うつ薬、抗不安薬なども用いられます。

　認知症の周辺症状には、睡眠障害（昼夜逆転）、不安・焦燥、妄想、幻覚、徘徊、暴力・暴言などがあり、その改善には作業療法や運動療法、レクリエーションなどの非薬物治療も必要不可欠です。

服薬指導のポイント

　認知症患者さんへの服薬指導のポイントを以下に示します。

- 患者さんや家族の気持ちに共感します。
  POINT：患者さんや家族の、病気や介護に対する不安に共感する！

- 言葉遣いや態度に注意します。
  POINT：患者さんの尊厳を守るため、言葉遣いや態度に注意！

- 治療薬について説明します。
  POINT：コリンエステラーゼ阻害薬やNMDA受容体拮抗薬は、病気を治すのではなく症状の進行を抑える！

- コリンエステラーゼ阻害薬の副作用について説明します。
  POINT：ドネペジルやリバスチグミンの服用により、攻撃性・興奮性が高まることがある！

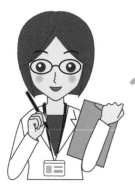

治療の目的は、症状の進行を抑えて日常生活機能を改善し、患者さんのQOLを向上させることです。日常生活機能の改善は、介護者の負担軽減にもつながります。

（ベテラン薬剤師）

不安障害、睡眠障害

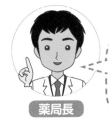

薬局長

不安障害と睡眠障害については、疾患の概要、薬物治療とその副作用について確認しておきましょう。

眠気や依存性ですね！

新人薬剤師

不安障害の概要

不安障害とは、精神科疾患のうち、不安を主症状とする症候群の総称です。

米国精神医学会の「精神障害の診断と統計マニュアル」DSM-Ⅳ-TR（2000年）によると、不安障害の中にパニック障害、恐怖症、強迫性障害、外傷後ストレス障害（PTSD）、急性ストレス障害、全般性不安障害、一般身体疾患による不安障害、物質誘発性不安障害、特定不能の不安障害が含まれています。

```
┌──────────────────┐
│      不安障害      │
└──────────────────┘
```

| パニック障害 | 恐怖症 | 強迫性障害 | 外傷後ストレス障害 | 急性ストレス障害 | 全般性不安障害 | 一般身体疾患による不安障害 | 物質誘発性不安障害 | 特定不能の不安障害 |

不安障害の治療

不安障害の治療には、主に薬物療法と精神療法が用いられます。薬物療法としては、ベンゾジアゼピン系抗不安薬、そしてパニック障害やうつ症状を併発する場合にはSSRI(選択的セロトニン再取り込み阻害薬)が用いられます。

●ベンゾジアゼピン系抗不安薬

ベンゾジアゼピン系は、作用時間により短時間作用型(6時間以内)、中間作用型(12〜24時間以内)、長時間作用型(24時間以上)、超長時間作用型(90時間以上)に分けられます。

短時間作用型のクロチアゼパム(リーゼ)、エチゾラム(デパス)、中間作用型のアルプラゾラム(ソラナックス)、ロラゼパム(ワイパックス)、長時間作用型のジアゼパム(セルシン)、クロキサゾラム(セパゾン)、超長時間作用型のフルトプラゼパム(レスタス)、ロフラゼプ酸エチル(メイラックス)などがあります。

長期使用で依存性を生じます。急な中断により、症状の再燃や離脱症状(不眠、焦燥、知覚異常)を生じることがあるため、アドヒアランスの状態を注意深く確認する必要があります。

また、服用中のアルコール摂取は控えるよう指導します。眠気を生じたり、集中力が低下したりするため、**自動車の運転や危険を伴う機械の操作を避ける**などの指導をする必要があります。

●SSRI(選択的セロトニン再取り込み阻害薬)

パニック発作を抑制する作用があります。これは抗うつ薬としても用いられます。詳細は前述の抗うつ薬の項をご確認ください(☞ p.103参照)。

睡眠障害の概要

睡眠障害とは、寝つけない(**入眠障害**)、夜中に何度も目を覚ます(**中途覚醒**)、早朝に目が覚め、その後眠れない(**早朝覚醒**)、熟睡できない(**熟眠障害**)などの不眠症状により、日常生活に支障をきたす状態です。

睡眠障害の治療

睡眠障害には、ベンゾジアゼピン系睡眠薬、非ベンゾジアゼピン系睡眠薬、バルビツール酸系睡眠薬が用いられます。

不安障害での記載と同様に、眠気を生じたり、集中力が低下したりするため、**自動車の運転や危険を伴う機械の操作を避ける**などの指導をする必要があります。

ベンゾジアゼピン系睡眠薬	トリアゾラム、ブロチゾラム、フルニトラゼパム、ニトラゼパム、エスタゾラムなど
非ベンゾジアゼピン系睡眠薬	ゾルピデム、ゾピクロン、トリクロホスナトリウムなど
バルビツール酸系睡眠薬	バルビタール、ペントバルビタール、セコバルビタールなど

ケース11：薬剤情報提供文書の記載内容

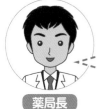
薬局長

> 今回は、薬剤情報提供文書の記載内容と患者さんの認識に齟齬が生じた例です。

> 正しい薬の情報が書かれていても、薬物治療の妨げになってしまうことがあるんですね……。

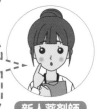
新人薬剤師

プラセボが処方されていた患者さん

患者さん

松永 久子(69歳、女性)

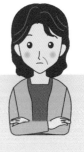

Rp.

リスパダール錠1mg	2錠		
アキネトン錠1mg	2錠	1日2回朝食後・寝る前	28日分
ワイパックス錠0.5mg	6錠	1日3回毎食後	28日分
○○○錠○mg	3錠	1日3回毎食後	28日分

※○○○錠○mgはプラセボのため、名称を伏せてあります。　　　　　他多数

背景

　精神科受診の患者さんで、今回が2回目の来局。初回来局後、お渡しした薬剤情報提供文書の記載事項を見て、「○○○錠の効果が違う！」「○○○錠は毒消しのために飲んでいる！」「いつもと違うなら不安で飲めない！」と電話をしてきたので、「毒消し以外の効能もある」と伝え、なんとか納得してもらえた。

＊登場人物はすべて仮名。

薬剤情報提供文書の記載内容にも気を配る

プラセボ効果を期待して出されている薬の薬剤情報提供文書（以下、薬情）の記載内容についてです。

この患者さんは、処方されているすべての薬について自分なりに効能を把握されています。

そのため、薬情に記載してある○○○錠の正規の情報と、本人の認識に齟齬が生じてしまいました。

患者さんからの電話のあと、すぐに処方医に確認をしたところ、

「以前からこの処方内容で服用しており、○○○錠は毒消しの薬として本人は認識している」

「いまはこの内容で症状も落ち着いているので、このまま処方を継続したい」

とのことでした。

そこで、薬情の○○○錠の薬効説明欄の記載内容を編集しておきました。

今回の服薬指導の際には、

「前回は説明書の内容がわかりづらく、申し訳ございませんでした」

「今回はわかりやすく修正したので、ご確認いただけますか？」

と説明し、薬情の内容を確認してもらいました。

患者さんは、

「そうそう！　違うこと書かれてたから心配になっちゃったの」「これで安心！」

と納得してくれました。

このように、精神科ではプラセボ効果を期待して薬が出されることがあるため、服薬指導で用法・用量、効能・効果を説明する際や、薬情の記載内容には注意が必要です。

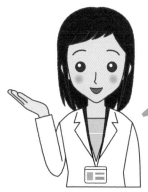

患者さんが以前から服用している薬であれば、患者さんから用法・用量、服用目的を聞き出すか、処方医に確認するようにしましょう。

先輩薬剤師

ケース12：認知症治療薬を服用しはじめた患者さん

新人薬剤師

> ご自身の意思で受診したにもかかわらず、服薬拒否になってしまったんですね……。

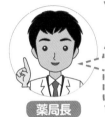
薬局長

> 服薬を再開してもらうには、患者さんの気持ちに共感することがポイントです。

ドネペジルを服用しはじめた患者さん

患者さん

今川 ヨシ(82歳、女性)

Rp.

【般】ドネペジル塩酸塩口腔内崩壊（OD＊）錠5mg　1錠　1日1回　朝食後　28日分

背景

　2週間前に、ドネペジルOD錠3mgが処方されている患者さん。最近物忘れがひどいとのことで受診し、服用開始。今回からドネペジルは維持量であった。患者さんから話を聴くと「2、3回しか飲んでいない……」とのこと。薬を飲むことで自分が病気であると強く感じてしまい、服薬を避けている。

＊登場人物はすべて仮名。
＊OD　Orally Disintegratingの略。

患者さんの気持ちに共感し、服薬意義を丁寧に説明

服薬によって自分が病気だと感じ、服薬拒否につながる患者さんもいます。

そのような場合、「薬を飲まなければ」という気持ちと「病気を認めたくない」という気持ちの間で葛藤していることが考えられます。

今回の患者さんも、物忘れがひどいと自分で感じて受診したものの、「薬を飲むことで自分が病気だと感じる」ために、アドヒアランス不良になってしまいました。

このような場合、まず大切なことは患者さんの、「病気を認めたくない」という気持ちに共感し、その上で薬を服用することの意義を丁寧に説明して、理解してもらうことです。

今回は、

「薬を飲んでいると、改めて病気だと感じてしまうことありますよね……」
「ただ、今回のお薬は病気を治すというよりも、いまよりも忘れものなどが多くならないように助けてくれるお薬なんです」

「すぐに効果が出るわけではありませんが、続けることで効果を実感できるかもしれません」
「少し続けてみるのもいいと思いますよ」

と、ゆっくり時間をかけて説明しました。

また、ドネペジルが増量されていることで「病状が進行している」と患者さんが勘違いしてしまわないよう、

・5mgが通常服用する量
・3mgは吐き気、嘔吐などの消化器系の副作用を抑えるための量

ということも併せて説明したところ、患者さんも服薬の意義を理解してくれたようで、

「それなら続けて飲んでみます！」
「物忘れがこれ以上ひどくなるのも嫌だしね」

と服薬に前向きになってくれました。

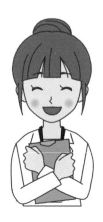

患者さんの不安や葛藤を解消するためには、やっぱり患者さんの気持ちに共感することが大切なんですね！

新人薬剤師

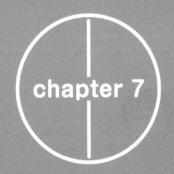

chapter 7

よくあるケース

ここでは、薬局でよく出会う、服薬指導の事例を紹介します。

よくある服薬指導のケース

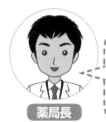

薬局長

診療科別に服薬指導例を見てきました。ここからは「よくあるケース」を取り上げて紹介します。主なものを以下に挙げてみました。

いろいろなケースがありますね……。どう服薬指導すればよいか迷いそうなのもあります。

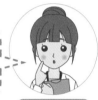

新人薬剤師

➕ 薬局でよくある服薬指導のケース

　薬局には日々たくさんの患者さんが訪れるため、様々な服薬指導をすることになります。

　患者さんの性格や周囲の状況などから、対応が難しいと感じる場面もあるかと思います。

　この章では、薬局でしばしば出会う患者さんや、しばしば遭遇する状況での服薬指導について、具体例をもとに見ていきたいと思います。

残薬がありそう（☞ p.117参照）

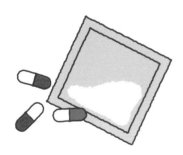

頓服薬や自己調節して服用する薬などは、定期的に残薬がないか確認しましょう。

服薬状況・残薬管理不良（☞ p.119参照）

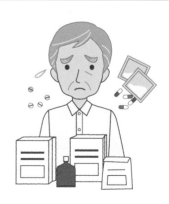

薬剤の種類が多い場合には一包化調剤を提案してみましょう。ブラウンバックの活用なども。

薬を多くもらおうとする（☞ p.123参照）

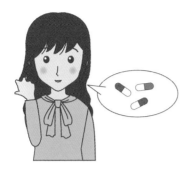

処方間隔が短くなっている理由を確認しましょう。処方日数制限のある薬が制限日数以上出ている場合には処方医師への確認が必要です。向精神薬では注意が必要です。

質問が多い（☞ p.129参照）

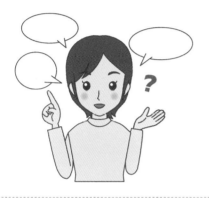

あいまいに回答せず、明確かつ簡潔に答えましょう。具体的な事例や数字で説明するのも有効です。

話が長い（☞ p.125参照）

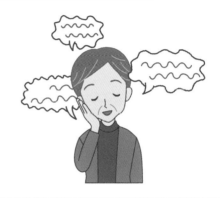

薬物治療に有用な情報が得られそうなときはしっかり傾聴。薬局内の混み具合によっては、状況を説明し、次回以降にお話ししてほしい旨を伝えます。

怒り出す（☞ p.127参照）

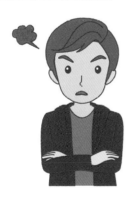

まずは、怒らせてしまったことへの部分謝罪をします。問い合わせや電話を折り返すなど、いったん時間を置くと患者さんの怒りが落ち着くことがあります。対応者を換えるのもよいでしょう。

急いでいる

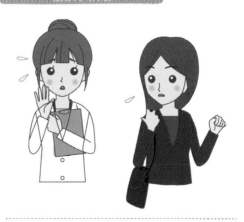

「大事なことだけ確認させてください！」の一言を添える。会計まで素早く済ませたあとで聞いてみましょう。

妊婦

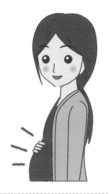

妊娠中であることを医師に伝えているか確認しましょう。不安がある場合には受診している産婦人科の医師の判断を仰ぐよう伝えます。

授乳婦

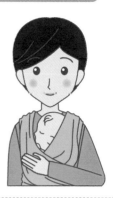

どうしても授乳を中止できない場合には、「授乳後に服用」「最初の母乳を少し出してから授乳」などのアドバイスが有効です。ただし、小児への影響が少ないと考えられる場合に限ります。

代理で薬を受け取りにきた

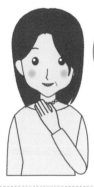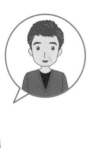

用法・用量を本人にしっかり伝えてもらえるよう説明しましょう。代理で来られた方の労をねぎらうことも大切です。

兄弟のいる小児患者

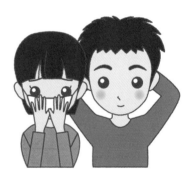

かぜなどの場合には兄弟にうつってしまわないか気遣ってあげましょう。

ケース13：残薬確認

残薬が残っていそうな患者さん、いますね。

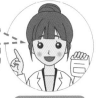

新人薬剤師

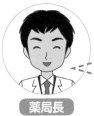

薬局長

薬歴の日付から残薬が疑われる場合には、ぜひ声がけしてください。

自己調節の薬が余っていそうな患者さん

患者さん

毛利 輝美(79歳、女性)

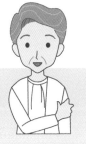

Rp.

【般】アムロジピン錠5mg	1錠	1日1回	朝食後	14日分
【般】シンバスタチン錠5mg	1錠	1日1回	夕食後	14日分
【般】モサプリドクエン酸塩錠5mg	3錠	1日3回	毎食後	14日分
【般】酸化マグネシウム錠330mg	3錠	1日3回	毎食後	14日分

一包化

背景

　長くDo処方の高齢患者さんで、今回もDo処方であった。酸化マグネシウム以外の内服薬は一包化している。酸化マグネシウムは排便の状態から自己調節して服用するとのことで、PTPシートで渡しているが、過去4ヵ月間同じ口数(14日)で処方が続いている。

＊登場人物はすべて仮名。

残薬がないか定期的に確認しましょう

酸化マグネシウムのように自己調節して服用することのある薬は、服用しなかったぶんの薬が残っているかもしれません。

そのような処方が続いている場合には、残薬の可能性を考え、

「調節して飲まれているお薬は、残っていませんか？」

と服薬指導の際に確認してみましょう。

もし処方と同量程度の残薬が確認された場合には、疑義照会して処方を削除してもらうか、次回受診時に処方からはずしてもらうよう、患者さんにお伝えするとよいでしょう。

今回のケースでは、残薬があることは確認できましたが、患者さん自身どれくらいの錠数が残っているか把握されていないようでした。そこで、

「次回、残っている酸化マグネシウムの錠数を先生に伝えていただくか、薬局に錠数を教えていただければ、先生に連絡して調節してもらうことができます」

「もし残ったお薬があれば持ってきていただけるようでしたらお願いします」

と、お伝えしました。

2週間後……

患者さんが来局しました。処方箋を見ると酸化マグネシウムがはずれていました。患者さんによれば、酸化マグネシウムの残薬が46錠あることを先生に伝えたとのことでした。

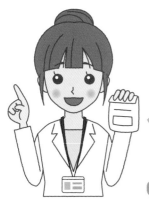

これからの薬剤師の業務において、残薬管理や服薬状況のモニタリングがより一層重要になってきます。

新人薬剤師

ケース14：服薬状況・残薬管理不良

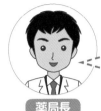

薬局長

次は、多診療科から処方されている特殊なケースです。

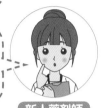

ご高齢で、お薬の管理が困難な患者さんですね。一包化でしょうか？

新人薬剤師

服薬状況と残薬管理がよくない患者さん

患者さん

斎藤 道子(81歳、女性)

Rp.

診療科Ⅰ
テネリア錠20mg　　　　　　　　　　1錠
【般】グリメピリド錠0.5mg　　　　　1錠　1日1回 朝食後　30日分

診療科Ⅱ
【般】ウルソデオキシコール酸錠100mg　　6錠
グリチロン配合錠　　　　　　　　　3錠　1日3回 毎食後　30日分
他多数

診療科Ⅲ
【般】アルファカルシドールカプセル0.5μg　1cap
【般】アムロジピンODS錠2.5mg　　1錠　1日1回 朝食後　30日分
他多数

背景

　処方箋を持たずに来局した患者。「薬を飲み忘れたり、わけがわからなくなってしまう……」との相談である。
　大学医学部付属病院の処方箋を持って定期的に来局する。患者は同大学病院の3診療科を受診し、それぞれで薬を処方されている。3診療科を合わせると内服薬は10種類以上である。患者本人は、いままで服用に関しては問題ないと話しており、すべての内服薬をPTPシートのままで渡していた。

＊登場人物はすべて仮名。

来局相談も服薬指導の大切な一部

　今回のケースは、投薬時の服薬指導ではなく、来局相談時の服薬指導です。

　薬の種類が多いこともあり、患者さんにとって薬剤管理が難しく、確認したところアドヒアランスも不良のようでした。そこで、

「一度お手持ちの薬をすべてお持ちいただけますか?」

とお伝えしたところ、その日のうちに残薬を持参していただけました。確認すると、1回の処方分相当の残薬があるものもありました。

「飲み方がわからなくなったり管理が大変のようでしたら、お薬を一つの袋にまとめること(一包化)ができます。いかがですか?」

「残っているお薬は先生にお話しして、数を調節してもらいましょうか?」

とお話ししたところ、どちらも「お願いします」とのことでした。そこで、病院に問い合わせをすることになりました。

医師への連絡

　ふだんからコミュニケーションをとっているクリニックや医院の医師との間では、電話や直接会って患者さんの服薬状況などをお伝えすることがあるでしょう。

　しかし、大学病院などの大病院では担当医師の勤務(曜)日や時間帯が決まっていることが多く、電話連絡が難しい場合があります。また、電話では情報量の多い問い合わせは非効率な場合があります。

　今回のケースでは、同じ病院の3診療科の医師に患者さんの服薬状況を報告する必要があります。電話連絡は難しいため、「服薬情報提供書(トレーシングレポート)」により患者さんの服薬状況を伝えることにしました。

　服薬情報提供書とは、患者さんから聞き取った内服薬のアドヒアランスや健康食品の利用状況などの即時性の低い情報を処方医師にフィードバックするものです。今回のケースでは、服薬情報提供書に以下の内容を記載しました(次ページ参照)。

- ・確認した患者さんの服薬状況
- ・一包化指示のお願い
- ・残薬数をお知らせし、次回処方での残薬調整のお願い

患者さんには、

「次回受診の際に、それぞれの先生にこちらのお手紙をお渡しください」

とお伝えし、作成した3通の服薬情報提供書をお渡ししました。

数日後……

　患者さんが大学病院の処方箋を持って来局されました。処方箋には「一包化指示」があり、残薬のある薬は処方からはずれていました。

　その後、毎月服薬状況と残薬の確認をしていますが、きちんと服用することができています。

服薬情報提供書

今回のケースの服薬情報提供書がこちらです。処方医師とのコミュニケーションツールは、電話や直接会って話すだけでなく、服薬情報提供書のような文書も有用です。

服薬情報提供書

令和元年○月○日

処方箋発行医療機関		処方医師名	
○○大学医学部付属病院		□□ □□ 先生	
患者名	貴院患者番号	生年月日	性別
斎藤 道子 様	No.012345	昭和13年9月20日	男 ・ ⓦ

服薬状況、残薬管理不良のため、患者様より希望がありましたので、以下の情報をご報告いたします。

前回処方内容	Rp1【般】ウルソデオキシコール酸錠100mg　　6錠 　　　　　グリチロン配合錠　　　　　　　　　　3錠　1日3回　毎食後　30日分 　　　　　　　　　　　　　　　　　　　　　　　　　　　　　　　他多数
服薬情報の内容	□□ □□ 先生 ▪ 患者様より、服薬状況・残薬管理状況がよくないとのことで、一包化調剤の希望がありました。 　処方箋上で一包化のご指示をいただけましたら、一包化をしてお渡しいたします。 　また、「次回以降も一包化」のご指示をいただけましたら、継続して一包化にてお渡ししていきたいと考えております。 ▪ 前回処方薬剤のうち 　・ウルソデオキシコール酸錠100mg 　・グリチロン配合錠は、それぞれ30日分充足する残薬を確認いたしました。 　上記2剤を次回処方からはずしていただけましたら、残薬を用いて一包化調剤をさせていただきたいと考えております。 　何卒ご検討いただきますよう、よろしくお願い申し上げます。
調剤薬局	薬剤師名
★★薬局	淺沼 晋

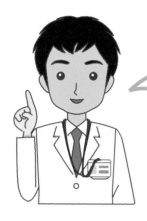

錠数が多かったり複数の診療科を受診している患者さんの中には、服薬状況がよくない方がいます。また、「薬が残っていることを先生には言いにくい……」と思っている方もいます。
ふだんの服薬指導のときから、残薬・服薬状況を確認することはもちろん、患者さんにとって相談しやすい関係を築くことも薬局薬剤師には必要です。

column

ポリファーマシーに対して薬局薬剤師ができること

　現在の日本の医療において、**ポリファーマシー**が問題となっています。ポリファーマシーとは、多剤併用（poly［複数の］＋pharmacy［薬］）を意味する造語です。何剤からポリファーマシーかの明確な定義はありませんが、薬効の重複や正しく適応薬が使われていない状態もポリファーマシーに含まれます。

　ポリファーマシーにより、高齢者のアドヒアランス低下や副作用リスクの増加が懸念されます。実際、75歳以上の高齢患者の4割が5剤以上の薬剤を服用しており、6剤以上の服用は、副作用リスクの増加や入院率・死亡率の上昇と関連するとの報告があります。また、**処方カスケード**といわれる問題も深刻です。処方カスケードとは、服用中の薬の副作用に対して薬を処方してしまうことで、例えば、カルシウム拮抗薬処方による浮腫➡利尿薬処方による低カリウム血症➡カリウム製剤処方、といったケースです。これらに加え、日本の医療経済事情を鑑みると、ポリファーマシーは喫緊で取り組むべき課題だといえるでしょう。

　私は、この**ポリファーマシー解決のキーマンは薬局薬剤師**であると考えています。ポリファーマシーの原因には、複数の医療機関・診療科への受診があります。そして、複数の医療機関からの処方薬を一元的に管理できる機能を持つのは薬局だけです。保険薬局が「地域のかかりつけ薬局」としての機能を求められるようになったのは、このような事情もあってのことです。

　しかし、ポリファーマシーに対する処方提案など、積極的な介入ができる薬局は多くはありません。処方医や医療機関とのコミュニケーションの問題などがあるでしょう。しかし、薬局薬剤師は、ふだんの業務から患者さんの薬物治療の状況を把握し、医師や看護師などと連携することで、ポリファーマシーの解消に貢献できるはずです。そうすることが、薬剤師のプレゼンス向上に寄与します。**服用薬剤調整支援料**や**外来服薬支援料**が算定できるなど、薬剤師のポリファーマシーへの介入を後押しする制度は整っています。あとは、薬剤師が積極的に行動を起こすだけです。

ケース15：薬を多くもらおう とする患者さん

精神科疾患での例ですね。

新人薬剤師

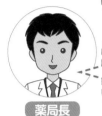

前回の処方日から日が浅く、必要以上のお薬を求めていることが疑われる患者さんでした。

薬局長

向精神薬を頻繁にもらおうとする患者さん

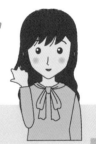

患者さん

　松平 葵(37歳、女性)

Rp.

デパス錠1mg　　　3錠　　1日3回　毎食後　28日分

背景

　内科クリニックにて定期的にデパスを処方してもらっている患者である。処方日数制限内の28日分で処方されているが、今回は前回の処方から同一月内の処方(前回から約2週間後)である。処方箋には今回の処方に関する特記事項はない。薬歴を確認したところ、受診間隔が徐々に短くなっているようである。また以前、正しく薬を渡しているにもかかわらず「薬が足りない」とクレームのあった患者である。

＊登場人物はすべて仮名。

毅然とした態度で

デパスは処方日数制限のある向精神薬で、依存性の問題も指摘されています。

処方箋上には日数制限等に関しての特記事項がないため、

「前回から間隔が短いのですが、どうされましたか?」

「デパスには処方日数の制限があるため、この処方箋の内容ではお薬をお渡しできないかもしれません」

と、患者さんにお話ししたところ、「薬をなくした」とのことでした。しかし、処方された薬を紛失しての再処方は自費になります。

受診間隔が短くなっていることとクレームの件があるため、薬物依存の可能性も考慮して医師に疑義照会をしたところ、医師は「薬を盗まれた」と聞いていたようです。

クリニックと薬局で話の内容がくい違うため、今回は処方を見送るとの医師判断がありました。患者さんには、

「日数制限と保険診療の問題があるため、先生と相談させていただいたのですが、やはり今回はお薬をお出しできません」

と丁寧にお伝えし、患者さんには納得していただけました。

処方日数制限のある向精神薬や依存性のある薬の場合、処方間隔が短くなっていないか、患者さんの説明に不自然な点がないか、などの観察は服薬指導時のポイントです。

もし、不自然な点があれば、処方医への確認を行います。薬の不適切な使用や乱用を防ぐことも薬剤師の重要な責務です。

ときに薬を出さないことで怒り出す方もいるかもしれません。しかし、薬剤師として正しい行動であるなら、毅然とした態度で接することが必要です。

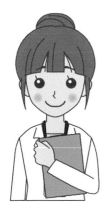

怒鳴られたりしたら……と少しドキドキしますが、毅然とした態度で対応できるように頑張ります!

新人薬剤師

ケース16：話が長い患者さん

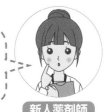

薬局が混む時間帯には、患者さんの長話に困ることがあります……。

新人薬剤師

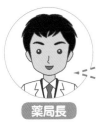

薬局長

患者さんとの会話から、服薬指導にとって重要な情報が得られることも多いです。しかし、お薬と関係のない話題になったら、上手く切り上げることも重要です。

✚ 長い世間話をする患者さん

患者さん

木下 義秀(81歳、男性)

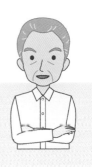

Rp.

バイアスピリン錠100mg	1錠			
【般】カルベジロール錠2.5mg	1錠	1日1回	朝食後	30日分
【般】アムロジピン錠2.5mg	2錠	1日2回	朝夕食後	30日分
				他多数

一包化

背景

　長く内科を受診し、定期的に来局される患者である。大動脈瘤の手術歴・入院歴が多数ある。

　来局時には、世間話や手術時の話、病院での医師とのやりとりや不満に思ったところなどを話されるが、話が長く、混む時間帯などでは業務に支障をきたすことがある。

　今回も、病院での出来事を話しているうちに世間話になり、薬局も混みはじめてきた。

＊登場人物はすべて仮名。

上手く話を切り上げるには

　話が長い患者さんへの対応です。患者さんの話の中には薬物治療に必要な情報がたくさん詰まっているため、しっかりと傾聴することが大切です。しかし、あまりにも長い時間一人の患者さんに拘束されることは、混雑時などでは業務が滞り、ほかの患者さんへの処方が遅れるなどの事態が想定されます。

　患者さんとの良好な関係を築くために世間話は有効ですが、時間が長くなるにつれて薬物治療からは遠ざかり、ただの雑談になってしまいます。今回のケースでは、

　「いつもたくさんお話をしてくださりありがとうございます」
　「もっとたくさんお聞きしたいのですが、少し薬局が混んできましたので、また次回お聞かせ願えますか？　申し訳ありません」

などと、あくまでも「まだお話を聞きたい！」けれども「申し訳ない……」という気持ちを表して伝えてみてください。

　患者さんも、話に夢中になって周囲の状況に気付いていないこともあるため、周囲の状況に気付くことで話を切り上げてくれることでしょう。

　また、混雑する時間帯を避けるために、

　「○○の時間帯でしたら比較的空いているのでゆっくりお話しできると思いますよ」

と一言添えるのもよいでしょう。
　今回の患者さんも
　「忙しいのに長々と申し訳なかったね……」
　「また話しに来るよ！」
と笑顔で帰られました。

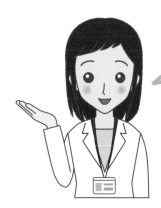

患者さんとのコミュニケーションを大切にしつつも、周囲の状況に対応していくことも必要です。

先輩薬剤師

ケース17：怒り出す患者さん

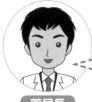

薬局長

薬局で働いていれば、ときに声を荒げる患者さんに出会うこともあります。

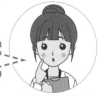

新人薬剤師

ハラハラしますね……。とにかく謝ってしまいそうです。

薬局長

そうですね。"部分的な謝罪"は、怒りを鎮め、冷静さを取り戻すためにも必要です。

✚ 服薬指導の最中に怒鳴りはじめた患者さん

患者さん

織田 信三（71歳、男性）

Rp.

変更不可

☑ マイザー軟膏　20g　1日2回　下肢に塗布

背景

　2年ぶりに来局した患者。処方箋の後発品変更不可欄にチェック、医師の記名・押印があったため、先発品であるマイザー軟膏で調剤。服薬指導中に、薬剤情報提供文書の記載を見て先発品とわかると、「手帳にジェネリック希望のカードを貼ってあるのに、なんでジェネリックで出さないんだ！」と怒鳴り始めた。薬剤師が、処方箋の後発品変更不可欄にチェックが付いている旨を説明したが聞き入れず、「処方箋がどうでも医師に聞いてジェネリックで出すのが筋だろう！」とさらに怒り出してしまった。

*登場人物はすべて仮名。

部分謝罪で先手を打つ

このようなケースでは、まず患者さんが怒り始めた段階で、

「説明不足で申し訳ございませんでした」

と、部分謝罪をするべきでした。

医学的知見に基づいて医師が先発品を指定している場合には先発品で調剤する必要があります。後発品変更不可欄にチェックを付けた処方箋であるため、先発品で調剤・投薬することに薬剤師の落ち度はありません。しかし、患者さんがそのことを知っているとは限りません。何より、患者さん自らが先発品にするかジェネリックにするか選択することは非常に大切なことです。

また、感情的になっている相手に対して、理屈で答えても逆効果になることがしばしばです。まずは、「全部謝罪」ではなく、あくまでも患者さんを怒らせてしまったことに対して**「部分謝罪」**を

することで、その後の患者さんの感情を落ち着かせる方向にもっていきましょう。

今回は、薬局長が対応を引き継ぎ、

「ジェネリックをご希望の旨を伺わすにお薬をお出ししてしまい申し訳ございませんでした」
「このままの処方箋の様式ですとジェネリックに変更できません。すぐに先生に問い合わせをしてジェネリックに変更してもらえるよう相談いたします。少々お時間をいただいてもよろしいでしょうか?」

とお伝えしたところ、患者さんは「早くしてくれ!」と了承してくれました。
その後、ジェネリックに変更可の確認が取れたため、再度、怒らせてしまったことへの謝罪をし、納得して帰っていただけました。

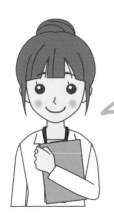

いったん、問い合わせなどで時間を置くことによって、患者さんも冷静になる時間を持つことができました。

新人薬剤師

ケース18：質問の多い患者さん

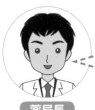

薬局長
立て続けに、細かく質問される患者さんがいますね。

質問されると、不慣れなためか身構えてしまいます……。

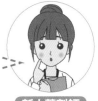

新人薬剤師

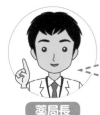

薬局長
個別の内容については、諸先輩方にアドバイスを求めてもよいです。質問の背景には、不安な気持ちがあるのかもしれません。不安を解消できる回答を目指しましょう。

細かな質問が多い患者さん

患者さん

明智 光代（62歳、女性）

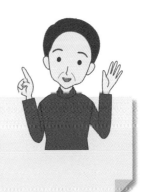

Kp.

クラリス錠200mg	2錠	1日2回	朝夕食後	5日分
ムコダイン錠500mg	3錠	1日3回	毎食後	5日分
ロキソニン錠60mg	3錠	1日3回		
ムコスタ錠100mg	3錠	1日3回	毎食後	2日分

背景

　喉の痛みで受診。声もしわがれているとの患者の訴えあり。他院では喘息治療で「レルベア200エリプタ30吸入」「スピリーバレスピマット60吸入」が処方されている。以前より薬の飲み方、副作用や症状などについて質問の多い患者である。今回の来局では以下のような質問があった。

Q.1「痛み止めは胃によくないと聞いたんですが、痛いときだけにしてもいいですか？」
Q.2「声がしわがれるのは、飲んでいる薬の副作用でしょうか？」
Q.3「喘息の薬も使っているので、飲み合わせが悪かったのでしょうか？」
Q.4「喘息の薬はうがいをするように言われていたのですが、うがいの仕方が悪かったのでしょうか？」

質問に対しての回答は明確かつ簡潔に

薬のことや症状について細かく質問される患者さんには、質問の意図を考えながら、伝える内容を精査し、情報量が多くなりすぎないように意識しながら回答するようにしましょう。

このような患者さんには、「副作用が出たらどうしよう……」「服用方法を間違えたらどうしよう……」という不安な気持ちや、「安心感を得たい!」という思いから質問される方が多くいます。

そのため、情報量が多くなりすぎたり、あいまいな回答をしてしまったりすると、かえって不安を助長しかねません。まずは患者さんの話を傾聴し、質問に対して一つひとつ明確かつ簡潔に答えていくようにしましょう。

今回のケースでは、それぞれ、

A.1「痛み止めは、先生から飲みきりの指示がなければ、1日3回を限度に痛いときだけにしても問題ないでしょう」

A.2「喘息治療で使用されている吸入薬は、両方とも副作用で声がしわがれる可能性があります」

A.3「飲み薬と吸入薬との併用は問題ありません」

A.4「うがいの必要がないスピリーバの副作用の可能性も否定できないため、喘息治療で受診されている病院の先生にも、今回の症状をお伝えください」

と回答することで、患者さんには納得していただけました。

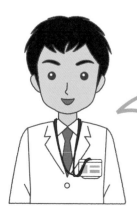

副作用の頻度などは、添付文書を引用して具体的な数字を伝えるのもよいでしょう。

薬局長

会話のネタを仕込んでおく

　患者さんとの会話のネタはいくつか持っておくとよいでしょう。特に、患者さんへの情報提供になるものがおススメです。

　例えば、その時期に飛んでいる花粉の種類などの情報は、アレルギーを持っている患者さんやアレルギーが疑われる患者さんとの会話の中で重宝します。下図は、植物ごとのおおよその花粉飛散時期をまとめたものです。参考にしてください。

　一大国民病であるスギ花粉症やヒノキ花粉症の患者さんで薬局が大混雑する春先以外にも、年間を通して何かしらの花粉は飛んでいるものです。

　夏や秋に「なんだか目がかゆい　　」「かぜっぽくないのに鼻水が出る　　」「喉がイガイガする……」というような患者さんがいたら、試しに飛んでいる花粉についての情報提供をしてみてください。

　患者さんがアレルギー治療を受けるきっかけや、患者さんとのコミュニケーションのきっかけになるはずです。

植物名	1月	2月	3月	4月	5月	6月	7月	8月	9月	10月	11月	12月
ハンノキ	●	●	●									
スギ		●	●	●								
ヒノキ			●	●								
シラカンバ					●	●						
カモガヤ					●	●	●	●				
ブタクサ								●	●	●		
ヨモギ									●	●		
カナムグラ									●	●		

さいごに

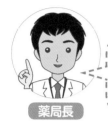

薬局長

ここまで、コミュニケーションを軸に服薬指導の様々な
ケースを解説してきました。どうでしたか？

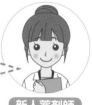

新人薬剤師

はい。薬の内容についての指導だけでは難しい……。なん
というか、薬学知識だけではだめで、コミュニケーション
力の両方を上手くミックスさせる必要を感じました。

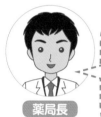

薬局長

そうですね！　薬学知識があっても、活かすことができな
ければ「宝の持ち腐れ」です。患者さんのために、知識を
活用する一つの方法が、コミュニケーションというわけ
です。

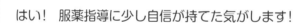

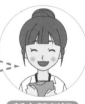

新人薬剤師

はい！　服薬指導に少し自信が持てた気がします！

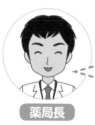

薬局長

これからの薬剤師は、ますます服薬指導が重視されると
思います。これからも頑張ってくださいね！

参考文献

書籍

● 患者さん対応のプロをめざす！「選ばれる薬剤師」の接遇・マナー（村尾孝子／同文舘出版／2017年）

● 薬剤師・薬学生のための実践医療コミュニケーション学Q&A（監修：緒方宏泰　著者：町田いづみ／じほう／2006年）

● 薬剤師のためのコミュニケーションスキルアップ（編著：井手口直子／講談社／2010年）

● 図解入門よくわかる服薬指導の基本と要点　第2版（編著：畝﨑榮　松木有右　竹内裕紀／秀和システム／2012年）

● スタートアップ服薬指導（編著：大井一弥／講談社／2012年）

● 小児科領域の服薬指導Q&A（編：荒木博陽／医薬ジャーナル社／2010年）

● 精神科の薬と患者ケアQ&A　第3版（監修：深堀元文　編著：神村英利／じほう／2014年）

● 処方がわかる医療薬理学 2014-2015（中原保裕／学研メディカル秀潤社／2014年）

● 糖尿病治療ガイド2018-2019（編著：日本糖尿病学会／文光堂／2018年）

● 高血圧治療ガイドライン2019（編：日本高血圧学会高血圧治療ガイドライン作成委員会／ライフサイエンス出版／2019年）

● 第十三改定 調剤指針 増補版（編：日本薬剤師会／薬事日報社／2016年）

● 薬事衛生六法（発行：薬事日報社／2017年）

HP

● 厚生労働省：患者のための薬局ビジョン　〜「門前」から「かかりつけ」、そして「地域」へ〜
（https://www.mhlw.go.jp/file/04-Houdouhappyou-11121000-Iyakushokuhinkyoku-Soumuka/vision_1.pdf）

● 厚生労働省：患者のための薬局ビジョン　概要
（https://www.mhlw.go.jp/file/04-Houdouhappyou-11121000-Iyakushokuhinkyoku-Soumuka/gaiyou_1.pdf）

● 厚生労働省：調剤業務のあり方について（https://www.mhlw.go.jp/content/000498352.pdf）

● 厚生労働省：喘息について（https://www.mhlw.go.jp/new-info/kobetu/kenkou/ryumachi/dl/jouhou01-07.pdf）

● 厚生労働省：みんなのメンタルヘルス（https://www.mhlw.go.jp/kokoro/index.html）

● 一般社団法人日本臨床内科医会：高齢者の糖尿病（http://www.japha.jp/doc/byoki/052.pdf）

● 一般社団法人日本臨床内科医会：脂質異常症（http://www.japha.jp/doc/byoki/020.pdf）

● 一般社団法人日本動脈硬化学会：動脈硬化性疾患予防のための脂質異常症治療のエッセンス（http://dl.med.or.jp/dl med/jma/region/dyslipi/ess_dyslipi2014.pdf）

● 一般社団法人日本呼吸器学会：呼吸器の病気（https://www.jrs.or.jp/modules/citizen/index.php?content_id=1）

● 公益社団法人日本皮膚科学会：アトピー性皮膚炎診療ガイドライン2018
（https://www.dermatol.or.jp/uploads/uploads/files/guideline/atopic_GL2018.pdf）

● 公益社団法人日本皮膚科学会：皮膚科Q&A（https://www.dermatol.or.jp/qa/index.html）

● マルホ株式会社HP（https://www.maruho.co.jp/index.html）

その他

● クラリスドライシロップの飲ませ方（指導箋）

索引

● 英数字・記号

【著者】

淺沼　晋（あさぬま　すすむ）

東京都小笠原村母島出身。東邦大学薬学部卒業。
調剤薬局、ドラッグストアにて勤務薬剤師、管理薬剤師、薬局長
として勤務。
クリニック開業コンサルタントとしてクリニックの開業支援も行う。
プライベートでは、アマチュアバンド"どてら"を結成し、不定期
でライブ活動を行う。

【監修者】

雑賀　智也（さいか　ともや）

メディカルライターのためのウェブサイト「メディカルライター
ズネット (http://medicalwriting.wixsite.com/medical-writers-
bank)」管理人。メディカルライター・薬剤師。
2014年　東京大学大学院修士課程修了（公衆衛生学修士）。
著書に
『大腸がん 最新標準治療とセカンドオピニオン』（ロゼッタストーン）
『図解入門 よくわかる公衆衛生学の基本としくみ』
『看護の現場ですぐに役立つ 人体のキホンと名前の図鑑』
『看護の現場ですぐに役立つ 医療安全のキホン』
『看護の現場ですぐに役立つ 地域包括ケアのキホン』
（以上 秀和システム）がある。

【本文イラスト】加藤　華代
【監修】メディカルライターズネット

薬局の現場ですぐに役立つ
服薬指導のキホン

発行日　2020年 2月 3日　　　第1版第1刷

著　者　淺沼　晋
監　修　雑賀　智也

発行者　斉藤　和邦
発行所　株式会社　秀和システム
　　　　〒135-0016
　　　　東京都江東区東陽2-4-2　新宮ビル2F
　　　　Tel 03-6264-3105（販売）Fax 03-6264-3094
印刷所　三松堂印刷株式会社　　　　Printed in Japan

ISBN978-4-7980-5793-4 C3047